鬆柔歌訣

虛實步・頭目摵・詩生活

蔡璧名

目錄

序　鬆柔歌訣——虛實步・頭目撼・詩生活

卷一　用情如詩（月白習情六十首）

卷二　鬆開頭眼筋絡的一種方式——頭撼暨皆撼

卷三　安身如詩（月白鍊身廿八首）

卷四　鬆柔最是太極拳——回溯虛實步的前身
　　　分明虛實鬆柔身——如何將太極拳化爲步履

卷五　人間如詩（月白人間廿六首）

序

鬆柔歌訣——虛實步・頭目撼・詩生活

蔡璧名

當我決定重返日常生活中的自己，這個我們誕生的世界，已經預設了太多類別的框框。

第一次聽到慶應大學第一年考上文學院的院生，居然是在試聽一年後，才完全自主自由地選擇要歸屬於文學院的哪一科系，而每一年每一科系的名額，完全自由；也因為這樣的自由，造成了我的好友所選擇的中文系，可能前幾年小貓幾隻、下一年一下暴增到數百人——當時聽聞的我是非常驚訝的。

那一本書呢？接下來這本書，是該歸屬於文學線？愛情線？人際關係線？心理線？還是養生、體育、醫療線？這讓我想到當年，海德格的著作在西方哲學界的出現；引領吾人深思，我們究竟要怎麼樣描述一個「人」？是無意識地直接接受、選擇科學家為我們義界、區分好的人（打開身體檢查表的數字讀一讀就知道我們認不認識「他」了？）還是回到再多科學數字不足以定位、描述的，日常生活中被世界圍繞的我們自己？

是的，破除既有的框架，回到我們自己。才能讓乍聽互不相關的，而其實質關係卻如此密切的欄目，跨越成見的藩籬，重逢。這是這本書成形的初心。活好日常生活中的自己，可能也是每一個生命初來乍到這個世界，膽敢懷抱過的綺想。那我們就再來擁抱一次。

鬆柔之由來與相隨之歌訣

都說醫道同源。而鬆柔，是傳統醫家與道家思想文化，源遠流長如出一轍的共通源頭。

嚮往東方修鍊。而鬆柔，是太極拳與瑜伽共同追求，教人醉心的特質所在、造境之巔。

在此等涓涓不輟自成江河，終至浩浩湯湯沛然莫之能禦的修鍊傳統中，其功夫要旨、武林秘技，竟不約而同，都是以詩歌的體制傳承，名曰歌訣。

本書既想依循道家本色，執簡御繁地傳薪鬆柔之道，於是選擇依傍此授受方便、記誦容易，更且已然維繫數千年的歌訣傳統，相傳相承、相繼相續、脈脈未已。

歌訣是詩。但詩歌，不僅只是歌訣。在東方、在西方都不僅只是一種文學體制。它，時常投影著甚至朗現了一種思想價值的具象化；一種情感類型的模版結晶；一種生活嚮往的封存典藏；一種心靈境界的悠然寄放。詩歌，就此寄放著、典藏著、凝結著、投影朗現著，不同國度的不同詩人，其人之所以為「人」者，爲何？

學「人」而非只學「拳」者，鬆柔方有所成

談修鍊，說修鍊就好，為何要兼及「人」？

小學的時候，瘦小的我趴在一到二樓的樓梯扶手上，看著爸爸隔著一扇門，就憑吹奏我的玩具小口琴，Fa Si音發，竟把距離父親大約五、六公尺遠，剛走進我家藥局大門，當時被稱為臺東高手，後來在文化大學教授太極拳並擔任臺灣某太極拳協會理事長的施錫欽哥哥隔空打飛時，我心裡就想：爸爸沒有兄弟真是太可惜了。要不一起長大，一起練功，即便只得父親功力的十分之一、甚至百分之一，那也就夠厲害了。我曾因好奇而詢問父親，太老師鄭曼青先生隨蔣介石渡海而來，親傳太極拳予弟子二萬餘，為何二萬餘人中，僅只兩三人習成太極勁？

父親說：「同門學的是太老師的拳，我學的是太老師的人。」

至於這「人」字何指？累月經年，數十寒暑，我逐漸領會學「人」所指，也日益依稀描繪得出斯「人」之心、身、情、志等諸般輪廓。

一如東坡主張，文如其人。那麼詩人筆下堪屬生命中最最純粹的詩，與「詩人」之間，不可能矗立著一堵不透風的牆，迴然封閉地隔離著詩人的靈魂、生命，以及詩人所處的世界。果能如此，恐也只是一頁憑藉人設與幻覺鉤勒出的假面而已。能存千秋、跨寰宇的詩作，絕非如是。

詩人，身為詩歌酷愛者、成癮者，對於詩歌的濃郁興味，從頁面流洩延展而出的，自然會與詩人的情感、心靈、身體、生活、生命抑或思想價值交光互影——肯定是了無圍籬與牆可以阻絕的通透。意即我輩所閱讀的，從不僅是一類文學體制、一卷吟咏、一幅如畫詩作，而是活生生感官過、情感過、思想過、經歷過、體悟過的生命。

由此可以推知，詩如其人，拳如其人，鬆柔與否如其人。

《鬆柔歌訣——虛實步．頭目摵．詩生活》此實用手冊，便希望您一卷在手，鬆柔之道，便是貫穿感官聚焦、用情權衡、念慮習慣、心之所向、價值陶養、身體捶鍊，奠基全人全才的養成。

是的，這一切都是可流動的，都是隨時可以微調甚或洗心革面大換血的。只是活在世界既定的方格中，在文化風俗的制約與世俗價值的圈禁裡，未覺之人多半放棄了「咸其自取」的所有大可自由主宰、自在流動的能力。

折疊人生，開始過詩的生活

打小，我喜歡詩。

近日，做了人生最重大決定，要開始過詩的生活。

詩，可以只是一本純粹的詩集，單純而美麗。可是詩，不該是這麼寂寞的，不應是單薄如紙的。有好久遠的歷史，詩曾有歌、伴樂、偕舞同行。曾有靜謐書案外，洛陽紙貴的喧囂爭睹。曾有嫻熟白樂天詩的歌妓，一如名角場子裡萬頭攢動的看官。

逾卅年用「還原教學法」與學子共情詩歌的我，日漸與詩歌，默會成一種：生活的方式。我說，文學是設身處地的極致。我以為，詩歌尤然。

生活如詩，非幻夢囈語。

詩的生活，是落實功夫。

當心靈如詩．交情如詩．獨行如詩

心靈如詩，則心志肯定要能乘御輕靈，不復顧盼板滯拖沓才行。

心靈如詩，那私心得先消融固執成見，進而涵容人間萬有才成。

心靈如詩，一汪心湖，映影明月，豈容滿腔怒火，更行更遠，恣意燎原。

心靈如詩，相照清明則用心若鏡處，自有靈感傾盆泉湧，神思萬縷馳行。

與人之間，關係、交情，可否也能精簡、凝鍊、俊逸如詩。其餘，剪掉。

我們的愛，可否也能緣此不復日漸稀釋、不隨年華散落。莫再言：難以完好如初。休盡道：無從教情愛，再上層樓，更上層樓。

莫非關鍵就在相愛兩造，有否興願許下「相愛如詩」的盟約。

那時刻起，失當言語，欲說還休，欲說還休，唇啟前便自封口。

時機過後，慶幸沒說。

那時刻起，讓生活中原本容易日夜消磨深情的家常瑣碎、雞毛蒜皮，像耐性斟酌對待詩歌中細緻妥貼的聲韻節奏、一字一句，累月經年，將原本的細鎖消磨轉化為每顆燒餅或蟹殼黃，微酥盈暖的皮表，要香氣四溢、經久耐嚼，萬不可或缺那粒粒點點的黑白芝麻。

每思抱怨、覺委屈，僅平心、緘默以對。內觀一己之心，相守相照。於是能省思一己，同情理解所愛。待他時他刻故事經心，靈犀一點，已然吞吐成詩。

凡珍愛你的，你倍加珍視愛惜。

若你愛我，如夜空萬點繁星裡的一顆。那我也將用萬分之一的年華，閃爍以對。

那些有心無力，總無暇相應往還者，你瞭然所由，所以無罣於心。

而那些不珍惜你的，你僅止微笑走過。絕不因此放任心情擱淺、滯留，甚或因而改變生命旅程行進的方向與節奏，絕無僅有。

或迢迢長路，或一聲嘆息，當你覺得孤單異常的時候，要記得，在遠方，詩人與你一樣、莊子與你一樣、古今中外太多哲人、詩家與你一樣。才知原來單身的你未曾單身。而是被先哲、前賢、騷人之愛、哲思，以及與黃金一樣金黃、星星一樣閃亮的詩歌，輕輕簇擁著的。

才發現原來只有獨立蒼茫，可以望盡無限——原來獨立蒼茫的你，才是滿抱無限幸福的自由人啊。因那時那刻、同時同刻，百十詩家、哲人、高士，包括附驥尾的小廝如我，皆與您如此契近，不再遠方。

能這樣，人間情愛，即便在柴米油鹽中，碌忙不已季；即便處在千帆過盡、萬徑人蹤滅裏，自能不輟潺流，依然閃爍美麗。

詩的留白、語言的留白、生活的留白，分秒必珍

詩，是留白的。只有生活如詩，精簡與留白都充分足夠的時候，你才能從平淡簡短的話語、尋常無奇的一齣，一嚐便曉它細膩而深刻的滋味。

那就優先剪掉自我語言中的枝蔓吧。或整株，或夙夜之間，一整片語言的叢林。

畢竟，寸金難買。何況最值得用至高規格來對待的，正是你、我啊，這一去便不復返的，有限人身、短暫今生。

詩是 價值 詩是 態度
詩是 相照供參 先行一步者
牽引著你 走上鬆柔之路的 微光 像冬天的暖陽
春天的風和一樣 天天在晨起的榻前 把你
喚醒

心靈如詩、交情如詩、獨行如詩，也得有如詩般敦厚溫柔輕靈的載體才行。

悠悠途次，款款人情，可有片刻抑或時常，你多想為所愛分擔些許辛勞、將無限折磨痛苦減輕。除了主動式導引，可有被動式導引？既可將一己筋絡式糾結頑固處鬆開，更可協助解消所愛或得緣相助之人眼部與頭部的糾結苦楚於萬一。完成本冊體驗古典之一的實習，學會〈鬆開頭部筋絡的一種方式——頭摵〉暨〈鬆開眼部筋絡的一種方式——眥摵〉，於是原本自身或所愛容易偏高的眼壓、失去潤澤的乾眼、疼痛僵硬的頭頸、耳不聰目不明的頭啊，都將因筋絡的不復緊僵而緩解。也才不影響學習虛實步等太極生活化諸般要項裡，頗需頭目清利，才容易操作、恪守的準則。

珍惜自己、眞愛所愛——鬆開頭眼週邊筋絡的頭摵、眥摵

> 靜然可以補病，眥摵可以休老，寧可以止遽。（《莊子．外物》）

有一回和陳鼓應老師聊天，老師忽然對我說：「蔡璧名，你知道《莊子》是中國經典中第一個提到按摩的嗎？」這一句話，成了我深入研究「眥摵」的起點。《莊子》提到，心靜可以調理疾病，「眥摵」可以防止衰老，而寧定則能平息急

躁。莊子將「皆搣」與內心的虛靜、處世的寧定等心靈修持擺在同一位階，然而並沒有具體說明如何操作。

「搣」這個字，就是臺語「搣土豆」的「搣」，意指「用手抓一把」。搣，既是按摩，又非單純的撥抓手法。簡易而好學，卻蘊含深意。從二〇二三到二〇二四年，藉著疫情間的空閒時間，我開始更有計劃地學習鑽研《莊子・外物》提及的「皆搣」，並融合二〇〇一至二〇〇五年間帶領學生整理的穴道、經絡資料庫，進行系統化的研究與實踐，並分享予身邊的學生們，他們每次嘗試後，都非常有感。畢竟中醫，素來是體用合一之學。

中國第一部醫學專著《黃帝內經・素問・異法方宜論》中提到，對於同樣的疾病，因地制宜採用不同的方式——「同病異治」，均能取得療效。東方人民可能吃魚、嗜鹹，需用砭石來將經絡鬆開；西方人民因為吃得肥美，病從體內來，適合使用草藥；北方特別寒冷，就適合灸，以溫熱驅逐寒冷；南方霧露深、濕氣重，導致氣血不通，所以需要扎針；中央之地物產豐饒、山珍海味，人們取得食物很容易，於是病多痿弱，適合導引。論中將砭石、本草、灸、針與導引五種療法並列，構築了傳統醫學的完整版圖。然而在當代中醫中，少有側重砭石與導引，若能熟練掌握這些技術，日常照顧自己與家人將變得更加簡單。

有一次，我的皮拉提斯老師提到，他有一個九十歲的學員，因為天天按摩，肌肉狀態和五十歲時幾乎一樣。這番話深深觸動了我，讓我下定決心開發這個領域，並將其當作送給今年滿九十歲母親的禮物。更讓我驚訝的是，在研究過程中，我才明瞭本草、針灸、導引與砭石的共同目標竟然是一致的——就是「鬆柔」。

人之生也柔弱，其死也堅強。（《老子．第七十六章》）

人活著的時候，身體是柔軟而有彈性的；死後就變得僵硬。鬆開全身，病，疾病便能漸漸緩解甚至痊癒。鬆柔很可能是我們每天積累「日長一張紙」的真陽之氣，而忽視或悖反這一點，就可能正是疾病——甚至癌症——緩緩滋生的根源。可見，鬆柔之於健康，實在至關重要。

你的書桌或辦公桌上放著碼表嗎？我有。研究顯示，每工作二十五分鐘休息一次，是最有效率的，超過就沒效率了。所以，每二十五分鐘，我就會站起來走一陣子虛實步，或做一點背搣、頭搣等等放鬆的動作，不用花太多時間。不知不覺中，這些小小的調整就能把自己的健康照顧得更好。同樣的方法，也適合用來關懷家人、朋友。鬆柔的身心狀態是每個人和家人朋友都需要的，這實在是值得學習的智慧。

曾經有學生問我：「老師，你認為什麼才華最實用？」我那時候回答：「做菜。」但經過這幾年，我的看法改變了，我現在覺得擁有一些可以嘉惠自己，同時又能照顧別人的技術，都是至真至貴的才華。這本書的眥摵、頭摵操作簡單方便，每次都毋需一刻鐘，希望因為這本書的遇見，幫助你收穫一份恆久的鬆柔與健康。

華夏傳統醫學，向被東西方漢學界視為過度早熟的文明，所以朝代與朝代之間，著作與著作之間，就呈現不斷複述的內容、大量類抄襲的傳承文本。讀二十歲讀過的書，讀四十歲溫複的書，屆甲子竟幾回讀。從難以聚籠、難以嫻熟、那彷彿散落滿地的餖飣堆砌；直至二〇〇四年仲夏起拜入清御醫傳人、北京四大名醫首席蕭龍友嫡傳之周成清先生門下，漸能梳理出家學與師承之間，可堪執簡御繁的脈落。

孰想時隔廿年再讀醫典，每一穴道下主司之看似距離遙遠、不那麼相關的諸多繁雜病症，卻已成活潑生動如斯、立體井然如斯，本末源流、明晰如此的山川自然。彷彿有巍峨群山，自有一帶澄碧宛轉依傍。

習拳學醫近來，乃成大呼過癮之事。不為執業學醫、不為功利學醫，純粹為透徹生命、珍視一脈薪火傳承而學，行行至此，不禁惜老愛晚起來。

一身瀟灑飄逸，腳步虛實分明，如何陶養此身如詩

心靈之外，交情之外，想要主宰並陶養此身如詩——壓力減消、頭目清利之外，還得一身瀟灑飄逸，腳步知所輕靈，冬不畏寒，四肢常暖才行。

當你學會虛實步。本冊第四卷、體驗古典之二，將陪著你回溯虛實步的前身——鬆柔最是太極拳；進而讓你習得如何將太極拳化為步履——分明虛實鬆柔身。一旦懂得將太極拳的精髓，轉化爲日常生活的坐、立、駐足與行步，則看似尋常的日常舉止，已然可寓長養真陽之氣、消融陰、寒、濕諸邪於其間。

一直想驅趕黑暗陰霾，掃除風寒濕邪，難免吃力。可一旦懂得如何把形體的燈

點亮，打開窗，走出房，曬太陽，則無需驅趕，黑暗已不知去向。

這是傳統醫學療法中「扶正」的重要所在，也是體育武道中鍊就「真陽之氣」，所以不可或缺。

是故太極宗師可以在雪地裡穿薄衫而耐寒。於是疫情期間出門前，虛實步一刻片時，讓衛氣包覆體表滿滿。

不會太極拳套沒關係，就虛實步吧。臥起睡前，或每餐飯後一刻鐘的時間，或任何作息、工作間隙，每日一、二回偷得浮生一刻鐘，換得鬆柔身心。向來經驗告訴我，不日、未旬，體悟自深——每一處的糾結與僵硬，原來如此容易便可解鎖、鬆開。

練功且不只是身體的運動，心性的陶冶。且將明顯提升此身作客人間的感受，重新體悟自我與天地與人的關係，重新解讀心身造境於職涯、於情感、於一己今生的意義。

璧名不才，雖只在修鍊的途中、行走的路上，去山之腰、山之巔皆甚遙。然淺嘗醍醐、食髓知味，意猶未盡的當下、同刻，便忍不住要分享予，原本根生於斯、立足於斯——理當與小廝我共享同一大塊文化土壤的您。

明月前身——你可以聲嘶未歸，也可以浴火成凰

我在五十九點九歲之前，並未理解莊子為何要以如此戲謔的筆法，描繪生命的多端幻化：

浸假而化予之左臂以為雞，予因以求時夜；浸假而化予之右臂以為彈，予因以求鴞炙；浸假而化予之尻以為輪，以神為馬，予因以乘之，豈更駕哉！（《莊子．大宗師》）

為何要說造物者一會兒把我的「左臂」變成了「一隻雞」，那就可以用牠來報曉了；不一會兒又把「右臂」變成「彈弓」，就拿它打下一隻貓頭鷹烤來吃；再一會兒把「屁股」變成「車輪」，把「靈魂」變成「拉車的馬」，我就能乘坐在上面四處遨遊，多開心啊，哪裡還想換乘其他的車馬呢！及至甲子將屆方知，有生之年有形之我果真如此無常。那麼有限形軀，究竟該如何在天地間措置、安放？

今生我沒能成為一代大俠的兄弟，而有幸成為一代宗師的女兒。成長路上卻是父親口中那個「愛水沒路用」、只求「兒女情長」不問「英雄氣短」、純粹「武盲」的么兒。那時仰看父親，即便再愛再敬，覺得我不要——孤峯獨坐的武林，也太寂寥孤獨的造境。

感情路上，只想攜手神仙眷侶。一旦意識到斯人無望，便一次又一次逃離的我，終於在工作頻繁熬夜成狂的途次罹患癌症，成為遺世獨立必需隔離自保徹頭徹尾的，一個人。愛情的緣遇是美好的，昔日情人是重義的，癌症病房裡依然收穫深刻而雋永的祝福。然在入目同刻我便將之刪去，自覺必須學習斷然活好：一個人，在人間。

罹病之人忽然意識到，完成自己、康復自己、復元自己，無病無痛自己、無害無傷自己，原來是那麼重要那麼重要那麼重要，卻被我一再漠視、輕忽、拋諸九天之外的，天職。

夢醒才知，不管活著，你曾覺得你是一個人、兩個人、一家人、甚至可歸屬於喧鬧party中的一群人。中宵回望，才驚覺終究只是你一個人的武林，一個人的江湖，一個人的一生。

終於，透過疾病的陰陽之患、應允終生噤聲的人道之患、父親辭世後不能置一辭的親疏巨變之患——我有機會重拾，人生剛來到世間的孤單模樣，回顧經歷的陰陽之患、人道之患、親疏巨變之患，漲潮的浪頭，遠比你能想像的還高；體況、人情退潮的氛圍，多是出人意表的荒涼。

我一再地被命運拋丟，成為一個人。終於具足因緣，徹底參透——只有正視自己原本就是一個人，才能擁有的幸福人生。

有些人必須死去，生命才能重來。如果你得緣重來，於今生，那真是值得大大賀喜之事。所以我要感謝所有將我推至死亡幽谷的機緣，沒有您們，我真的無法辦到。會依然過著看似幸福，卻尚未自大夢中甦醒的一生。

你生存的世界，昨天你認定的悲慘世界，可能而今一模又一樣，但你覺得可以理解了、可憐了、可愛了，昨天的逆境變成今天心裡的光。

甲子將屆，不知少年的您、壯年的您、中年的您、熟齡的您，是否也覺得成長真好、成熟真好、老大真好，更且有感於餘日無多真好——你再沒有可以無限揮霍的心之所向、情之所鍾，以及在生活與生命途中，徬徨於始終難以割捨難能抉擇的左顧右盼——你忽然醒了，知道什麼是存活的不可或缺、有生之年的不可或缺——就用心吧，就持續在意吧，就上路吧。

回首處，我同情那個知命之年而未知天命，也沒能學會世故的自己。

惘然後，全心猶然赤裸，但不敢再如向昔一身赤裸地面對世界、面對人生，懂得包覆幾重靜默幽居的衣裳。

前瞻日，也沒打算耗神於嫻熟世故。去日苦多，前路太短。甲子之後更當嚴禁思索煩擾逾一時辰、一刻鐘，逾三分鐘甚或只三秒於獨坐案前的晚上。

作客人間，短暫停留，匆匆將走。那些缺憾與難圓，這樣就可以了，這樣就很好了。謝謝你對我的善意，如賜生命之糧，惠我前行。謝謝你對我不太好，讓我想倍萬珍惜對我那麼好的情誼，以及倍萬自愛有限的餘生。

當你知道你是這樣地「被愛」並「被不愛」愛著，活在天地間的幸福感會變得不一樣。如果讀這個句子的你，感到淡淡的悲傷。那就只是還沒有機會經驗承擔起「真愛自己──深愛自己」，這個美到不行的責任。

難得之身本該珍惜天予有限的時間與能力，不要執著於不值得花心思理會的事。

唯求不再糾結、拒絕僵硬。

「心」是定然需要思想上的裝備，護衛自「身」的功夫更需嫻習陶養，在意氣血的補給、暢行，致力真陽之氣的護衛、積累。

雪夜見月──只餘感謝．將鍾情至愛文化留在人間

我有一位酷愛逛書店、書展的父親。每回邀約，家人聞之腿軟，只有當時年紀分明最幼、相對弱小的老么我，超喜相隨。因為貪，對一直跟在父親身後肯定得緣多帶幾本喜愛之書回家的貪。這樣的歡喜，至今猶記。父親還給我們訂閱了不必去

逛書店，也會準時寄來的刊物，其中一本叫《少年》，版型大大厚厚，裡面藏寶好多。

至今猶記懷抱《少年》寶藏多元、生歡無窮的我。近日突發奇想，擬把接獲當季寶藏甚富的歡喜，回向予願意在日常行止輕鬆坐擁東方秘寶的您。所以《鬆柔歌訣——虛實步．頭目撼．詩生活》這本書裡，便富含卷一、三、五用情如詩、安身如詩、人間如詩三卷；卷二、四體驗醫道古典「頭目撼」暨「虛實步」二卷：

卷一　用情如詩（月白習情六十首）

卷二　鬆開頭眼筋絡的一種方式——頭撼暨背撼

卷三　安身如詩（月白鍊身廿八首）

卷四　〈鬆柔最是太極拳——回溯虛實步的前身〉暨〈分明虛實鬆柔身——如何將太極拳化為步履〉

卷五　人間如詩（月白人間廿六首）

凡此從今日起開啟「詩的生活」所需基本素養、功夫秘笈，一冊完送予您。

感謝。依然是感謝。

感謝每一個你的出現，讓我對世界多一些體會，教我對自我生命多一些了解，而獲得這些體會與了解的我，緣此活得更開闊、更豐富，更無料收穫這更簡單、更專注、更輕鬆、更自在且能自主的自由。謝謝你啊。

願我的酒杯 能 澆你
情路曲折
胸中塊壘

在二〇二四年九月新成立的粉專，偶遇願意相照看的行人中，有解詩、愛詩遠適餐酒、烹調、熊貓、萌寵的知心朋友。甚至單首詩，博得數以千計讀詩之友以讚美鼓舞打賞的眼神。這對以推廣詩歌溫柔敦厚文化底蘊為終生職志的璧名來說，是如雪夜見月的無上幸福。

不瞞您說，靦腆是我生命的原形，即便是書寫自身的生命故事，也絕少將拙作寄予詩歌本事的當事人。許自覺這樣熱騰騰的詩作，才不會在碌忙而疏離而未必感興的回應中冷卻，才能在長久封藏的窖爐中恆溫——但現在我偶爾敢寄了。是因為您，喜讀拙詩的朋友，是您的目光，幫我保存著重重包覆在詩裡的心的溫度。

曾有一位好友爬上很高的山陵在山上的神廟裡為我祈福，並將祝禱繫在最高枝頭。如今我想將那份赤子般熾熱的誠心祝福，回向予您。自茲起，何妨善用朝暮生活間隙：

一刻鐘　鬆柔心
一刻鐘　鬆柔身
一刻鐘　解鎖僵硬
一刻鐘　注滿靈魂

此時此刻，一甲子出版首發在即，閱讀小厮未來之書的讀者啊！我挺想書很輕，因此能很輕地拾起，很輕地放下。從此生活，能變輕盈。從此人生，忘卻沉重的煩亂、糾結與憂傷。

除了讀者，我多渴望，在這塊土地上的文化人、出版工作者，皆能重文學文化的推動甚於一切，有足夠超越政客商賈的底氣、絕無放不下江湖恩怨的氣度與襟懷。人間一切聚散離合、本末主從，都文化優先、作品為念，其餘順其自然而已。畢竟吾人從事的，並非銀貨的買賣，而是各自將鍾情至愛的文化，在揮別大塊前，盡其所能，留在人間。

詩的生活——廿一世紀的新文化運動

這次集結一刻鐘鬆柔心、身、含括情感靈魂而用「詩的生活」來統籌為一冊書的構想，看似突發的念頭，興許也是歲月與時習的積累，讓我終於領會出所謂從習全「人」的輪廓。

每一個運動，有一個運動發起的夢想。每一個文化運動，有一個或一群革命者揭竿而起的原因。

溫柔敦厚，詩之教也。

詩歌在華夏，歷史的華夏，文化的華夏，時間的跨度源遠流長的華夏，從來都不是一個人的江湖。

而此刻，我身在西洋的知交，居住東洋的摯友，猶自吟哦不同語言文化脈絡下，一頁頁、一首首、一聲聲，雋永且滋味無窮的，詩人之詩。詩歌一脈於全球，說是東海有詩人出，此心同、此理同；西海有詩人出，此心同、此理同；南海有詩人出，此心同、此理同；北海有詩人出，此心同、此理同，亦不為過。

您可曾與我一般設想，一個人人懷抱以詩的民族，則流長至當代目前，理當有、可以有怎樣的文化與社會？

任由火苗烈焰、大旱焚風。獨立蒼茫於當代、寰宇，詩的江湖裏的水，涼了。湖泊的面積，小了。圈起魚兒們合個影，可能還得見張張明晰偏又模糊難辨的魚臉與眼睛。

當詩集能夠不再只是孤立在漠然書櫃中的小冊，而是立體化為生活的理念、人生的鵠的、甚至可以是高舉文化大旗的新生活運動。於此同時，決心過詩的生活的你我啊，自然會親近詩、朗讀詩、吟唱詩、品味詩、咀嚼詩、熟稔詩，直至舉目所及，盡化成詩。當詩，成為生命的底色。生活，便可以在詩裡漾開。一點辛，一點酸，一點苦，一點甜，都被詩給消融了。

二〇二四，迫近甲子的我的生活與生命中，紛紛天使降臨。靜茹是最具大天使氣息的天使之一，誠摯、熱情、且溫柔。

「璧名，我好喜歡詩。妳需要什麼，我可以幫妳朗讀。完全免費的喲。」

「璧名，妳臺大的線上課程我有聽。收音是不是不夠好。好不好我捐頂好的麥克風給妳。」好動人的心意，好動人的聲音。聲音、心意，悉因誠摯、厚實、溫柔、滿愛，而倍加動人。這是這本初試啼聲的《鬆柔歌訣——虛實步．頭目摵．詩生活》多元寶藏詩集，有來自天使聲音偕行導聆的原因。

順從靈感的推進，感恩節翌日，清晨醒來，忽然決定，出這本書。為一甲子當前今生今世的上半場篇章，畫下一個較婉轉圓潤明朗的句點。並據此開展下半場，心、情、身、意、與歷史文化之間、與人文自然之間、于自我群體之間，盡盼如詩的人生。今晨，接獲河漢給我捎來拙作中文繁體字版銷量破五十萬冊的消息，親愛的舊雨新知啊，倘您的機緣處境剛巧方便同行、樂意偕行。衷心奉勸您同今日之我皆早早開啟輕鬆、靈動、豐富、絕美的「詩的人生」。

人還活著的每一天，其實都用活生生的生命姿態，撰寫著一己羈留大塊的遺作。人生如逆旅，我亦是行人。戴月披星既久，是誰已然能把一日當成一生來過。

二〇一五出版爾來，我習慣把即將獻給人間的每一本書，都當作今生終曲那麼用心來譜。死而後已。

漸漸我也會，把每一天的朝暮都活成，即便本日就是今生末日，回望也須是會心而了無憾悔的——心身靈魂豐收完整之一日，一生。

那今天的相逢，真謝謝你呀。

二〇二四年十二月八日清晨六時
璧名初稿於臺北市溫州街孺慕堂

卷一

用情如詩

唯獨目光
一點如昨晚的
星子
只有眼神
如三月湖水的
晃

旅行

當情感能無執於聚散，觸目所及盡是，斯情斯境也就無涯了。

我決心用十天的時間與你告別
去享受不見卻分分相見的感覺
微笑在同惜共守的書册裡翻頁
青茶一盞輕搖晃餘韻偷照明月
大黑山攤開的線條比白晝裁剪整齊的宣紙更合適寫詩
未落筆卻見無邊無際之夜以星河為底你早已疏狂題字

念中有你山路條條盡處都是歸途
落入人間星子囁語喚我夢醒成詩
旅行的意義是在旅途抑或歸家
歸家的意義了知人間終究天涯
高山流水恍悟恰似伯牙絕琴
已是歸途人間從此不問歸途

二〇二四年二月九日九時三十三分

想飛

如詩之愛並非佔有，而是無限祝福。

像春山一樣綠
像地平線一樣長
期盼你天長地久地活著
就像我對你的祝願一般
行走的我並非只走在路上
飛行的鳥知我思飛行方向

一旦能隨鵲鳥們齊飛到星月之旁
順著光投照到專屬於你的小窗
便能瞧見你孤獨模樣

便有一秒 佇你之旁
你瞧不見 我不慌張
就此別過 無憾天涯

一方

二〇二四年二月十日十一時十八分

一重山

愛得如此輕而含蓄，不是壓抑、隱藏，只是不想打擾我愛的你。

你住在山腳
我住在山上
路過的時候
你當聽不見
筆墨路過宣紙的聲音
你住在山腳

我住在山上
進城的路上沒回頭
卻聞到你花圃裏
有我最愛的花香

偶然瞧見了
你小窗內的那盞燈
與我的一模又一樣

偶然說話了
在方圓裡的招呼
在規矩裡的揮手
因靦腆而不露齒的微笑

唯獨目光
一點如昨晚的
星子
只有眼神
如三月湖水的
晃

二〇二四年二月二十日七時三十五分

整理一九九七至二〇二四拙作詩逾千五百首兼寓目故人八載史詩后

無待於情，唯求於心，自須恪守小心輕放。

留宿夢的四行
留宿愛的八行
載不動笑淚的十四行
夢裡，我的名
字是安放——
安心安身獨行

人間人情對影
恪守小心輕放

生有可錸
戀無可傷

凝結璀璨一頁
蓄存幽微一方
難以釋懷的念
無法癒合的傷
也暫存成久長

天長 哀而不怨
地久 怨而無傷
人間從此

解盡無解
耐受無奈

習慣寫詩的小娃
在星月之下
在光年之外
便有間允我
放聲哭泣的幽房

情未完
無待續

二〇二四年八月五日十二時八分

無題

能在開始瞧見盡頭，才能珍惜什麼都
沒有的有。

窗臺，有隻空的花瓶
花瓶，插滿初見他說隨便買的花
不經意，我瞥見絕非刻意的花語
遂有株什麼都沒才可能有的芽苗
隱形底在零落天眞不絕爛漫的秋
無
涯

綻
放
肯定是 獨具能在開始
的原初卽 瞧見盡頭的
隻眼
才送花 連同有機會和
脆弱的年壽 春秋等長
的瓶
偶然插滿
空猶依舊
滿樹的
溫柔

二〇二四年八月十五日十六時五十六分

誰問

對同一行為的解讀，竟決定了妳的幸與不幸、悲與歡。

小女孩收到一束花
滿心雀躍著
老婆婆幽幽酸一句：
「妳確定過這是
他情人節送出唯一的
花束嗎？」
小女孩澹定回嘴道：

「閑閑沒事
誰會去問院子裡的樹
請問這是今秋落下的
第幾片葉子？開出的
第幾朵花啊？」

閑閑沒事
有風吹過
青春繞迴
幽香飄過
歲月何辜
平添落寞

二〇二四年八月十五日十七時二十一分

無題

——穿越季節、物色，這樣無所不在的。

紫薇開謝盡
忘柿綠紅時
念想雲中日
無言才有詩

二〇二四年八月二十日九時四十一分

風吹荷葉

你和我的相遇
就像風吹荷葉
風吹不動天地
卻教滿塘花葉
婆娑舞影
我和你的關係

無待並非不相逢，順其自然而已。若相逢是奇蹟、相遇是共舞，自能如此吧。

就像兩葉浮萍
藏身在萬葉裏
才曉此生共度
已然奇蹟

難得一種關係
難能兩種際遇
再見無期
沒有關係

二〇二四年八月二十三日十六時五十一分

慢

請慢，蘆葦搖曳
且慢，風吹絮語
再慢，瀲灩粼漓
求慢，藍夜星密 初曉莫急
慢慢，往還詩句
漫漫，鎔鑄不息

——

都想快，未曉慢中天地。

有一種愛，死而後已
愛之於你，死而未已

二〇二四年八月二十五日七時三十九分

昨晚，終於踐履一年前育歆榮登學士後醫金榜時就說好一起吃飯之約。兼為翌日將返歐的明竹、胡笙餞行。席間小夫妻介紹自宅不遠的一座湖（布爾歇湖，lac du Bourget，位於法國薩瓦省侏羅山最南端），為我譯讀一首法文詩（阿方斯·德·拉馬丁（1790-1869）半自傳式詩歌《湖》，寫於1817年，發表於1820年。當時女主臥病，詩人獨自追憶愛情，詩成三個月後女主辭世），聆後感而有作。

Seaswimmer

游於何所，無言中、留白裏，已然千
古、天地。

我知道你知道 但你永遠不會說
你不知道我知道 我也永遠緘默
畫的留白 詩的絃外
哲人的 大音 希聲
傳承的脈絡間
長河的畫布裡

潛泳者 已然習慣
星星 在夜空吶喊
野火 在夢裡點燃
靜謐地潛泳啊 其實
並不孤單

二〇二四年九月三日十時二十七分

你的眼睛

江中有你的眼神，月裏有你的瞳仁，
唯我，得見，目中潮水。

春江潮水連海平

在這輩子的兩萬天裡
有七天與你對視

在這輩子的兩萬天裡
有一千零一夜對他說我愛你

我開始迷惘 懷疑
時間的疏密
語言的奧義
眞愛的冥迹

那個思想史裏六朝人遺留下的話題

冥冥之中
何迹可覓

有些斷續
在繼續裏
活埋不死

從睛明到瞳子髎
水中明月流淌逾千二百年相視而笑莫逆於心
依舊在春天裡的消息

海上明月共潮生
水滿潮溢
波光粼漓

二〇二四年九月十日十二時七分

LOVE這個字

只有精神場域的愛情，可以遼闊如斯，可能絕版。

我今天上山了
想把思念藏在空山裡
這樣每次從城裡望山雲霞繚繞才美麗
我不去海邊了
海浪的聲音總那麼急
無情無止地炫耀著重重疊疊自由來去

你 是我的想像力
你 是我一甲子最綺麗的回憶
別問這回爲什麼不稱「您」
只因想更拉近距離
那相隔億萬兆千里
雖不敢恨仍遺憾恨
怎麼拉不近看不見
如何才能復刻比肩偕行對坐促膝相視共飲的距離
莫非這是人間世
從此絕版的愛情

二〇二四年九月十五日十二時九分

緣起——讀博時有位語言交換的朋友，他幫我上莎士比亞、上維吉尼亞・伍爾夫。年代久遠，早把伍爾夫、莎士比亞給忘。只記得一次我們約下週晤面時告訴彼此今生閱讀過的這世上最偉大的愛情。我永遠記得當初是何等訝然於他的答案：「母愛。」也是，Love這個字。

如夢令

沉默無語的留白，入目的景色多了起來，顏色豐富了起來，而每處，你都同看、如在。

流雲是沉默無語的　只隨著風
枝頭是沉默無語的　只朝天空
風起了　風停了　風東西南北了
天亮了　天黑了　天青紅皂白了
雲被風吹　成百千張畫
枝向天題　交三五首詩
張張如夢　飄向天涯

淡淡幾筆 天書難達
誰 舉頭癡望
你 見著了嗎

二〇二四年九月十九日六時一分

・註：日昨友人從遠方捎來照片一張，雲葉之間，姿態甚美。兄長見著還說：「好像打拳身形。」今晨玩興起，便練習看圖詩話。

光源

他活著，我的世界，就亮了。

想過嗎 是誰？
讓你 能深愛 這個世界

讓春天的顏色　抹上所有枯萎的葉
讓「一定可以」溫暖覆蓋片刻的灰心
讓勤奮著慵懶著　都饒富生趣夙夜
這就是或遙遠或契近或短暫或悠徐或成書或
單頁或成詩或如歌跟你一起活在地球的感覺

是因爲他嗎 她嗎
還是「你」 自己呢

想過嗎

二〇二四年九月二十二日五時三十三分

如若

如若不前往誰所安排的初訪
畫裏人會否一直停格在畫裡
彩度飽和 色澤溫潤

不生不滅
如若牠飛落一生就只有初見
院內五味子成熟而未摘那天

都想完美。留在畫裡，就只初見；亦或能輕盈如詩，生滅隨緣。

停步顧盼 相視留連

會心一眼

如若今生緣淺前生緣淺前前生緣淺爲何煙花在

闃黑夜空中交會而相照乍現

徘徊千年

溯洄從之

我聖人無夢

你夢裡留人

生生不息裏
生滅隨緣

離散莞爾
再見菀薾
相照莞爾
相失莞爾

淺才能深
輕才能重
短才能長
遠才能近
否則人間

天行誰健

二〇二四年九月二十四日十時四十一分

斯人

有一種愛，必需是這麼少交會的時間，這麼遼闊無際的空間，淬煉成晶，才能彰顯。

我是詩人
生命裡總是需要
隨時隨處留白的詩人

留白所以緘默
留白所以詩短
留白所以情長
留白所以難忘

我敬邀春
比夏的張揚 委婉
比秋的熾烈 含蓄的春
青春所以無懼
青春所以單純

青春醒來靈感
才能雨後春筍
入眠一汪如瀑黑髮
才能向你夢裡延伸

我敬待老
滄桑是老
星霜是老
唯美是老
海涵得了是老
澄靜得住是老
此情老到可以
坐看雲起 相視而笑

那時 那朝暮 可否一人
搏氣 致柔 低唱 淺斟
那晚 那晨昏 至柔 專氣
戴霜 烹酒 可否啊 依然斯人

二〇二四年九月二十四日十一時四十八分

無情書

已見如不見，不見如面。

晴夜空山
朔望缺圓
每一步 照無眠

素晴藍天
隨風箏遠
未相看 在人間

大塊西東
回夢無羽
空恨悔 成前緣
雪落有聲
風推窗語
今明月 忘嬋娟

二〇二四年九月二十七日十三時十分

・註：寫二位淡如水交情逾廿年的知心朋友的故事。

鄉愁

我想念你
因爲想念你而觀看這個世界
看你在這個世界的哪裡

我忘了你
因爲忘了你而暢笑狂奔雀喜
偶拾還不懂孤單的自己

許因你無所不在，我便無所不在的世界，都能愛。

擁有的時間很短
蛻變的思念很長
綿延不斷的雨季

也不算什麼秘密
雲深處的更深處
我的鄉愁在那裡

二〇二四年十月二十九日八時二十四分

周與蝶

更愛的時候，想望與應該互斥的苦楚便能消解，因為不再拘執於愛恨此身。

當我的慾望與你的規矩
合一的那天 我們便
不再是初見
而是遇合了

莊生曉夢迷蝴蝶

我不再執 迷
蝶的舞姿 和
翅的容色
糾 結 的情
請盡早停止
（妳說不愛你
怎麼那麼難）
鬆 柔 之愛
千萬別中斷
（我說更愛你
其實很簡單）
已然 體悟

經由此徑
過盡 此橋 終於
輕輕觸 碰 進而
交映擁 抱
你
的
靈魂
無聲 巨浪
無言 拍打
你的愛
像浪花一般
襲來

不入 我眼 不入 我耳
入
　我
　　襟懷
你的愛
像滔天巨浪
襲來
只有 彩霞 滿天 見證
無
　涯
　　暢懷
很想看到你更老的時候

那時 黑髮 沒有 齒白 沒有
滿天星斗的目光 也沒有
那時候我想幫你聽 靜靜
交響在森林裡的 聲音
還有 流淌
在你胸膛的 水的買醉 和 山的投影

小屋子裡 金幣 沒有 聲名 沒有
對形色的執迷痴戀 沒有
只有川流過柔腸裡的文字 還有
那一晚我們都來不及寫下的 詩

總會有那麼一天
心意相通的我們

是不需要說話的
就像
今晚的月 與雲紗
石縫的青苔 與石

二〇二四年十一月三日二十時四十六分

不告之白

直面肌膚的告白，教靈魂無奈。

懇求妳（你）不要愛上 我 這個人

我隨時準備可以失去
可以倒下可以成牆上
一朵因枯萎碎爛而被

遺忘的花

百骸九竅六臟
瞬息萬變 終將
支離滿地 灰飛湮滅

但眞感恩您喜愛我書裡安放的
心神、情感與思想
那是哲人 高士傳遞至我

手中的火炬
且是炙烈的暑天
凜冽嚴寒的雪地
傳薪者
滿借炎上 沍寒之氣
奮力綻放 爛漫的花

來日啊來日
說遠 也近
燃盡的我
終將 與
以恨愛我 暨
以愛愛我 之人

合葬

繼續 共享
山巔 水涯
地球墓園的
颯然風雨和
一片月光

二〇二四年十一月四日十五時二分

燃點

當你更老時，外在的一切都變得不再那麼重要，會讓彼此更加珍惜吸引對方的目光會是人品、性格、才氣……

有支煙火 在既定的一小時八分後引爆
有支煙火 在節慶的十八天後引爆
有支煙火 在節過後的第十八個月圓之夜引爆
有支煙火 待節日歷十八個春夏秋冬後引爆
有支煙火 在早被遺忘的前朝燈節煙火滅絕後的一百八十年才 被 點 燃
是誰 是誰用 多高的燃點 才能把她 點燃
如你的眼神 如此孤絕地 初見於我生命的洪荒

二〇二四年十一月五日九時一分

退藏

你在對坐而今 天外
曾想 隨行 而今 只求 你在

風裡的雲端
塘水的波瀾
捲帷的月魄
錦瑟無端

別人都以為你不在，而你卻是一直在的。每當我微笑的時候。而我是那麼常笑著。

起落無端
思路短長
出沒無端

你在
我藏
藏身 大夢 人海
等你不來

而我 依舊
藏身 大夢 人海
你隨時在

二〇二四年十一月七日十一時五十分

甲辰立冬

今天立冬
你知道嗎
可以借穿一天嗎
你留在這裏的
衣服

褪去名牌，衣服的意義何在？褪去衣裳，如嬰兒赤裸的我的意義何在？直到心如雪，體純陽，我能明白。

標籤

可以撕掉嗎　當自覺
不再需要
人間耳目 爲我們貼上的
是我 嗎

穿上衣服我變暖
那就是我了嗎
是我不是
仍不是

吾

吾是誰 吾是誰 吾是誰

我 好想念 你啊

這回 我將在冬雪初落之前

退之又退

藏之又藏

循

徇耳目內通的方向

尋吾

不再朝遙遠世界張望

不再向外尋你的遺響

不再

只在

彼岸
此方
一心如雪
直到
通體純陽
我們便相遇
在那個地方

二〇二四年十一月七日十二時二十分

眞愛自由

不僅在閒裏見你，忙裏亦然。一念即見，如是自由。

我還是常看見你 在風裏 在雪裏 在人群裏 在時鐘長短針的競逐裏
總有畫面停格
我始終聽得見你 短短的無聲 長長的空響 在空谷間隙 偶然繞廻心底
如形忘影
若即若離
因爲在卽便已 歸返自家 棲息巢中 仍不息飛行
（學海無涯 上善若水）的日子裏
只有小小的 小小的 好小的空間 容我盛裝 無

需 配合牽就的 愛情
莫道鮮少開啟 我說
許因
自由穿越
所以
開啟無需

二〇二四年十一月十一日十二時五十六分

・註：很久以前就一次次說要見面，約莫一年後，終於來到昨天——與我昔日許也永恆的戰友怡清。怡清去法國旅遊的一年，給我帶回一罐松露鹽，許是因為記得我在課堂偶然說過，烹飪愛好者所得最珍貴饋贈就是美好的調味料——於是那一年永遠過不完，至今仍永續般淡淡出現在我的餐盤味蕾舌尖。還有也曾是戰友遠道而來，為實體課更改飛機歸期的亞霖。傾聽座中聊事業、志業，兼及樂恨之事回頭一笑空的愛情與而今。代書，傾心滿座心情。

念絕

念想的發生，念想的滅絕，如此自然，如此自然。

想念 不是海浪奔流
不是候鳥來回
不是月落日升
是石縫之隙
再微小的縫隙
也會不自禁地開出花來
而枯死 只需
絕望一念 忽悠半天

二〇二四年十一月十三日八時三十六分

・註：你告訴我，習《莊》而今，絕望已然，好事發生。斷腸也是，夢裡醒來。

垃圾桶加密

向心如此，才需離心。情深如疫，務必隔離。

我已經不想說話了
把所有密封進詩裏
打包讓一個來自
陌生城市的男子
帶走

就再也不回頭
就再也不回頭
就再也不回頭
我要走遍所有你不在的城市獨獨繞過你
因爲再不允你的聲音如箭正中我的靶心

二〇二四年十一月十六日七時四十二分

·註：昨天收到小詩人心緒不佳的訊息，就這樣吧。

給沁

每天鬆柔、真愛自己，就不會讓情人、人情把心撕了。

沒見你昨天 沒見你前天 沒見你大前天的前天
他愛你前年 他愛你去年 不過撐不過今年夏天
他沒有回答 你沒有回音 說忘 不忘
暮鴉在心之谷 鼓譟 悲鳴 繞旋
有翅膀的天使啊 快快飛走吧
淹過胸膛的那條 是傷心的底線

二〇二四年十一月十七日七時四十分

天使之愛

我們相愛
但不相戀
愛是常
戀是變

不是存在於異性之間
不是存在於同性之間
而是無可勘驗性別的
天使之間

想你用心若鏡
想你通體純陽

在變動的情愛裏，定下真愛自己之錨吧。果真能遇，一起飛翔。

想你展翅高飛到最高最遠的地方
想你成一道光
想我也一樣
獨立的靈魂
只有在藍空
交會而過的那晌
品一盞茶
閒聊兩句
說說
各自正要前往的地方

二〇二四年十一月十九日八時二十二分

知己人間

身為人，我真的，可以這麼幸福嗎？
當你我對奕著廣陵散的絕唱。

我遇到對手了
不是棋逢敵手的對手
而是他落子
整個棋盤就幻化成星空
我於是天天在星空的棋盤上落一子
昨一子 參透步行虛實
這一子 翻出古譜 迭奏今音 如濯足水邊唱歌

彼一子 水搖蒼海 雲扶巫山 了無一事 卻屢現廬山煙雨 浙江潮水
今一子 落子鏗鏘 隨之寂然 萬籟俱寂 復 不擇時地皆可出的 凝定寂然

對手誰呀 你不信一問

是一頁古書 風飛翻起
雨落句逗 是在一個書簍中拾起一本書的
你 是在一個書簍中
被你
拾起
的
我

二〇二四年十一月十九日十一時三十五分

起風

承諾的成住壞空裏，一如我望向你的
視角，都美麗。

承諾是新芽 枝頭閃閃
發光 點亮小詩人心頭
靈感持恆閃爍的光
承諾是綠葉 一樹蓊鬱
蒼翠 碧蔭下她做了個
可以走上天橋的夢

承諾是風起風不起 都
必須無端殞落的 枯黃
憨子關了個園子 想鎖
住春天 末了 他楞在
風裡 欣賞遍地金黃的
模樣

二〇二四年十一月二十日六時三十五分

訣別抄

以詩訣別，既非覆水。且留掌中，美的記憶一葉。

當我和月亮下棋的時候
不覺得對弈遙遠
當月亮散步共我的時候
顧盼他不會不見
在月亮身邊俯瞰的時候
地球很藍
哀愁魚鱗
一片

偏偏與你
一水之間
對坐隨行的民國

相看已然厭
昨晚
你的無信之信
燙手
行行重行行
去去復去去
就留惜別
碧海青天
當你看月亮最近的時候
不知月亮 已然走遠
永結無情遊

相期渺雲漢

二〇二四年十一月二十一日五時五十八分

蘸墨成詩

再狠的話，入詩，就成溫柔了。那我就只在詩裏跟你吵永遠吵不成的架吧。

我確定
這不是那一晚的星星
只剩一茶碗投影
我不確定
那一晚是否眞有星星
還是你墨黑底瞳孔中
閃爍
蘸墨成詩

一千零一夜的詩
結束了嗎
是誰誤解
就是永恆的
一千零一夜

渺渺

傻才回頭你說
可再不堪 回首
總有什麼
遺落海邊

二〇二四年十一月二十一日六時二十九分

訣別抄　其二

且讓我把沉沉的故事、疼痛不已的心，轉化成舒服的步履、舒心的詩。

我只想留下詩
不想留下故事
故事太重
只有詩輕盈
我只想留下故事
不想留下詩

詩是痛過的心
故事留人初見身影
我不想留下故事
也不想留下詩
只想留下比身後
更身後的事
那時有你沒你
我不知
這世間只有未知安好
只想未知

二〇二四年十一月二十一日七時正

泡沫之石

當他用寸陰，許給你繁天滿星的銀河。煙火啊，星子啊，只有時間能夠解答。

雨下太大
從心湖滿了出來
從眼窪潰堤了出來
不是到海枯石爛嗎
時間的川流問（逝者如斯夫！）

海未枯石未爛是小石子你
把繽紛的泡沫錯認石頭了
海用無邊的靜謐回答（如無用之用不答之答）
我們是一起的 我們是一樣的
那我也要是泡沫 隨他去了
小石子 仍如 憨子般 說
整晚的星星
眨不動他的眼睛

二〇二四年十一月二十一日十一時二十三分

風吹草動

你生氣而不理我的時候，我總想，驢子變草，就好了。那我會是最温柔的擁抱你的風。

你騙我 不是說 我們
是一體 的嗎 那此刻
爲何 拒絕 跟我說話

果眞見過 拒絕 左手
去觸碰 或 牽起 右手
的人類嗎

那爲什麼我們的 掌心
驀然 就 寒江獨釣 成隔
離楚河　　漢界了

我可以走 摶扶搖
九萬里 與你 分進合
擊 與你同向飛行 與你

北海 南海
北冥 南冥 透過海洋
傳遞彼此的 呼吸 憑借
億萬朵 浪花傳遞 朝暮
的消息

就像 因爲有星星 夜空
就不會是黑色的

就像 就像 就像

風吹草動
我卑微的綺想 從來
也　只是這樣而已

二〇二四年十一月二十二日五時四丨二分

・註：多年多年之前，與搭他便車的學長聊天。學長問：璧名你多久沒談戀愛了？我一本正經地回答：正在嘗試民國與兩漢或先秦異代之戀的可能。學長：誰啊？車中的我不知危險仍一本正經答道：莊子還是仲景。學長嚇壞我了，突然把車一斜拐因需盡速停在路肩。然後趴在方向盤上大笑起來：璧名啊，妳饒了饒了我吧，好像我在本該一本正經的時空中，說了個脫口秀演員脫口高潮一樣的笑話。也許彼的一本正經，就是此的怪談笑話。我明白。莊子說。

餘燼

你不來，那就氣溫異常。你不想來，
那就末日了吧。

你告訴我 今天不會
過來了
我知道 那就是永遠
都不會過來了
我是一個活在今天的人
今天就是

我的永遠
於是 今天好長 長到
跟永　　遠 一樣
可今天又太短 我來
不及走出 今生緣盡
的悲傷
不禁虛問 朝夜空方向
來生啊，我還能再遇見你嗎？

二〇二四年十一月二十二日七時七分

無端之念

你的思念成線 寂靜地
穿越地平線 幽微牽繫
漫汗無盡的 遙遠 兩點

我的思念成片
白桔梗 零落
小白菊 零落
太陽花 零落
不成片的太陽 也跟著落了

思念太長的時候，地球就變小了。而絕望，許是斷絕思念的唯一解方。而只有修鍊中的你，能如此自然地拒絕對外張望。

繁花一片 煙火一片
燦笑連天 無猜連天
燃過的 終將熄滅
只貪婪的靈魂 習慣永續的靈魂 如初
不死的靈魂 還想著莊周 一諾
只窮於為薪 火傳也
不知其盡也
終究 靈犀齊飛的時候 依然連理 在
羽翅的尖尖 一點

二〇二四年十一月二十三日〇時二十分

・註:若靈犀,靈魂之心。則羽翅,許可謂天使靈魂之翼。

藍鵲

不敢看續集，就褪你在畫裡。相看，
也就兩不厭了。

方形的窗框 飛過
一隻紫靛色的藍鵲
迷人的紫靛一抹 停
憩 在冬院空葉無果
的柿樹枝頭

貓與 小女孩一起
（但不覺一起 因爲心
都隨高枝藍鵲一起）

神凝了 不像貓
小女孩可憐著了迷 天天倚著窗臺
等那抹迷人的藍紫（時間太短小女孩未及記住藍鵲眞正的顏色）

飛過

第七天 吃少睡少的小女孩蒼白了

老奶奶於是從市集給

小女孩帶回一個畫框

一盒彩筆一張紙 了

小女孩喜歡畫畫

畫下他 這是妳留住或再見他的唯一方式

小女孩會畫畫 畫下了 畫中的紫鵲（小女孩從小

最喜歡紫色）的羽毛 閃耀藍靛金黃的光

這時候 方形的畫框裏眞有隻藍靛金黃

的紫鵲 飛過了
（飛翔的無法停止 停駐的才能飛翔）
小女孩這會兒 每天微笑盯著畫框
至少 在大地震來臨 之前
把畫框震碎之前
她擁有了 她的
紫金藍鵲

二〇二四年十一月二十四日五時四十二分

我友

你終究會發現，只有讀你詩的朋友，懂得你的靈魂、心聲，也才能在你的衰朽中照見絕色。

誰會在你深睡時 想起你
海角天涯的朋友
愛讀你詩的朋友
說要見總還沒見的朋友
時間的空格留白處
猶有縫隙盛裝

朋友身影 宛然
目前 住心一晌
的 朋友

我有這樣的朋友
這樣的朋友有我
朋友我有這樣的

掩蓋了

整個城市的荒涼
整個世代的憂傷

二〇二四年十一月二十四日六時四十四分

悟空

都在亂世裏、情場中，成個能自解金箍咒的悟空吧。活潑一蹦，就跳脫五指山的職場、情場。

風吹過往 過往
越是歡樂 風吹
越是惆悵
還好還好
荷葉亭亭
心田一方

風吹過往 過往
越是無瑕 風吹
越是滿瘡

也罷也罷
諾本風波
多變才常

情也一樣

風吹過往 過往
越是堅定 風吹
越是徬徨

無妨無妨 我是 學會

自解金箍咒 的
悟空
萬年修得 如何
繞得過
如來佛的佛掌

二〇二四年十一月二十四日七時二十一分

你去

如此安靜。讓七大姑、八大婆撕心裂肺的分手哭鬧，昇華成詩一樣的音風景。

走了
貓走的時候 沒有聲音
走了 走了
蝶走的時候 沒有聲音
眞 該走了
雲走的時候 沒有聲音
就走吧

月亮走的時候 也沒有
所以我也學會 不讓你
聽見 心 已經
離開的
聲 音

任你總相信歷史
秦時明月漢時關
相信月亮不會走
江畔何人初見月
忘了我 不是
月亮

只是
一小片 偶然
落在大地的 月光
末晚去看你的時候
人喧嘩燈也亮笑聲太張揚
你不曉得
廳外還有 窗臺
窗臺還有 月光

二〇二四年十一月二十四日九時八分

以詩銘

我不喜歡說愛
因爲愛 不是你我之
外的第三個人
能夠明白
十一月下旬了 想起
久久久久前你說下旬

沒有壓抑，沒有隱瞞，只是如此舒心淺笑的心照不宣。情愛裏向來互斥的親暱與自由，於是雙全可解。

會回來 相詢 才從
一線暖暖暖暖的聲音
知曉 是
已經回來 又回上海
因為兩隻眼睛 開刀
必須相隔十天 比較
不方便 就沒跟你說
想十二月再回去 補
給你

你說 補 給 我
像 你我的 相遇
是份我本該得的

禮物

是的 你我的 相遇
是今生 我本該
緊擁的 禮 物

因爲 值得緊擁 必須緊擁
所以 鬆 柔
所以 輕 盈
所以 自 由
所以 海 闊 天 空

在田園將蕪 的世代
無欲 之愛
無目的 之愛

眞摯 相 惜 之愛
如此稀缺 萬倍珍貴

若你是男子 他們便說
是異性戀
若你是女子 他們便說
是同性戀
數十年的長流之水
不逝之愛 他們 他們
會說原來她們高中
就開始了呀

只有初見 沒有開始
開始在未知的 朝代

因爲純愛 從來不是
你我之外 第三個人
能夠明白
所以我 鮮少說愛

二〇二四年十一月二十五日八時十二分

雪夜詩來

因為你，分身在地球的兩點，我便雪冷風和地，隨你東西南北瞬間移動了。

讓我 設身處地你
晴朗偶雲的 今日
時速 一萬三千米
的風吹 遠在歐洲

思念，
也東西南北 漂泊
如雪。落。
昨晚寄去的詩，你
看了沒。

白雪覆蓋的 聲音
郵差將我的 信
投遞而入的 聲音

誰輕

想是被白雪覆蓋了罷

才 一日一夜
竟 整日整夜

沒有你的。回音

二〇二四年十一月二十六日六時四十八分

讀你

是你嗎
那個與我約好今生再見的人
我不必問
我能在脈搏裡讀心
在照見的心裡讀出
你的眼神
當 扉頁 翻過
我看見你
在翻過的扉頁

九歲的鍾情，十八歲的傾心，散了之後尋尋覓覓的便不再是身影，而是唯一觸動過我的內心。

在錯肩的街頭
這一頁 我翻不過 又重
讀了
那一天 我回首 回首見
對街的你 也 不斷回首
只跨不過 跨不過
跨不過　那條
車水馬龍的　河

那一頁 我不必再讀
我背下了
來生再見
我要背給你聽

二〇二四年十一月二十七日五時六分

一個人的我們

什麼樣的人能成為愛人，什麼樣的人能成為同志，什麼樣的人是你確信，數百年才能一遇的靈魂。幾稀，誰還愛著彼此靈魂！

寫詩 是很一個人的事
齊飛 是恰似單飛的事
思念 是一個人專屬的
掌心酸甜

可以雲淡
風輕
可以刻骨

銘心
可以心扉
痛徹 但 就是
不告訴你的事

所以能

單飛出 彷彿 齊飛的勢
獨舞出 如晤 對視的姿
走在 行行行無止 迢迢
如河漢 的古路上 獨擁
一生最長的長情

說愛你 也是

二〇二四年十一月二十七日六時十一分

原初之日

一起開始容易，一起結束難；一起結束容易，死而未已難。可就難，才好玩。

如果我細細記得
如果你慢慢忘記
那踏著星空步道
往還的

詩

還能 迴旋 跌宕
如隨 逝水 涓流

如共 物換 星移

麼？

水漂 漸 隱 漸 隱

潮返 漸 遲 漸 遲

誰說早知潮有信

知否？知否？

在廬山煙雨 浙江潮水

也無信的 末日

我望向太陽

佇足海邊

二〇二四年十一月二十七日十三時三十二分

光陰

一句話也不跟我說
是你的習慣 可我
怎麼就
是看穿還是看不穿
不望向我 的 背後
還有一隻
不時望著我的

詩世界的張力，讓情宇宙也遼闊了。感情也因情宇宙的遼闊，綺麗豐美、婀娜多姿。

眼睛

一句話也不跟你說
是我的習慣 可你
怎麼就
是讀懂還是讀不懂
當時初見 的 後來
每逢今日
仍爲你賦一首
絕美的詩

當時今日 是
三月三載 還是
九年過去 有一雙

你至今迴避不了的
眼神 有一首我 是
面對 還是無法面對的
過不去的　詩

二〇二四年十一月二十九日七時二十三分

不問之問

問山川地理的意義是什麼？是你在。
問源源不絕的愛從哪來？是因為地球
你在，我便全都能愛。
那就學愛，也學習被愛吧，你懷中的
愛才能完整無缺。

因爲有伊
我才想去
那塊大陸
那座島嶼
海角天涯
如果眼前的東西與伊

並沒有關係
我不會喜歡
也不會歡喜

如果是伊的贈與抑或
緣自於伊
一塊瓦片
勝和氏璧

所以我無法理解你何以
想退回我們合送的禮物
是並不值得含笑紀念的
友誼
還是沒法深深深觸動你

的
善意

二〇二四年十一月二十九日十八時十一分

雪遇

把愛捧在掌心端給你，你的眼竟打起
雷來，你的眉卻下起雪來。

想把無與倫比的美好珍貴
送給你
肯定你會完好收下且歡喜
微笑的
就只有一本書吧

無怪特異功能之士
丹麥徐阿姨這麼說
把妳全部的深情
都寫進書裡 否則
拿這樣深情與世界
交接相待 妳會
很傷

愛而無傷 因爲有莊子
只是要慢慢學會 雪天
裡的雪 不習慣 落在
我特地跑出門外 承接
的 雙手上

我凍傷的手 隔離了 他
習慣落下 最想直接落下
連年無緣落下而 思念
異常的

草原

而我的多事 使亟需及早
擁抱草原的 雪 的原形

在抵達草原之前 因破碎
而融化

十年後的冬天 和 伊去看雪
我把手藏在雪白色繡有星星
的駝絨服裏　伊說　我們來
堆雪人吧
我依然把手藏在雪白色綴有
星星的駝絨服裏　　深藏

二〇二四年十二月一日十二時四十五分

留影

多餘的哭聲，叫詩收藏了。不健康的
愁憂，就讓詩的小方格收納就好。

眞實世界的我
仍會哭著的
比熱太冷 的時候
朦朧裡
已把過多的在意
順手

剪裁
眞實世界的我
總是笑著的
愁惱 淡淡地
已被我 放進
叫詩的
小格裡
留影

二〇二四年十二月二日八時四十七分

信魚

鴻雁幾時到 江湖秋水多
魚信幾時到 群歸冬至多？

等你 來
不因念想而
來 非關情愛而
來 是天氣 是海 是風
是 恰到好處的 溫 涼 寒 熱
成全 海邊踏浪的我
與 天時乘載的 你

希望有一天，晴時多雲偶陣雨，什麼天氣我都一樣開心。就像你來或不來。想來或不想來。

茫茫 大海
萬中 只一
天時 誰御？
才能如此
不期
而遇
今早 我又聽見
海潮的聲音

二〇二四年十二月二日八時五十八分

・註：烏魚子，是臺南人的鄉愁。那懷抱鄉愁之子而來的烏魚，便是天遣信使。聽總在天空游來游去的偉浩說：「天然烏魚每年冬天十一月至翌年一月下旬，隨著大陸沿岸水十九至廿一℃等溫線結群從東海南下洄游至臺灣西南部海域產卵，因此又有『信魚』之別稱。特別在冬至前後十天左右為盛漁期。」

書於散後聚前

有一種美麗 只能存在
於朋友之間 所以今生
就選擇 站在彩霞滿天
的山頭 一起笑看人間
直到萬家燈火 燈火 又
漸熄的風景

有一種美麗 無法存在
於情人之間 天長地久
的微笑 比茶還淡的思

什麼是情感世界的至親至愛、最深最遠？這世代，是否有人仍追。詩歌之河裏，世世代代依然，如逐水草而居，如逐日而行。

念纏綣 比風還自由的
聚散裏 共度比地平線
還長的流年

有一種美麗 不想看廬
山煙雨浙江潮 夢裡都
知身是客 只天上人間
細流涓涓 落花盈滿的
大山裏交談 共題一筆
濃淡皆宜的
雋永
久遠

二〇二四年十二月三日八時三十分

守護者

科學的愛，養生的愛，親人情人的愛，探索那心意的原點，都是如詩動人。

記得讀書的時候　房間要有
三個光源　如果是白天　太陽
也可以算一個

父親說這句話的　暖意
依然住在我心底
我用守護這句話　守護

有時輕忽的眼睛 還有
永遠父親的心意

身體健康優先
早點休息
注意睡眠時間

你用叮嚀身體使用方式 的 方式
守護我
在教書狂 寫作狂 重蹈顛倒晨昏
廢寢忘食的 蒙昧時光
你撥動一只紅通通的 鬧鈴 提醒
在身旁的 遠方
在身旁的遠方

在遠方的身旁
這樣暖而不燙 的守護啊
朝暮 暖香

二〇二四年十二月五日六時三十二分

眞朋友

相較此身，是不是精神世界太遼闊了，那種浩浩湯湯，橫無際涯的溫柔，才美麗。

你來看過我了 用你
習慣的方式
腳步很輕 聲音很輕
我也回望你了 用我
習慣的方式
步履不停 神凝不停

我早知道
有一種友情 叫
白居易與元稹

我新知道
有一種友情
叫小傑與奇犽

至於蟻王與小麥的對
奕 孩子啊
我當然反對你說 那是
愛情 愛情通常 我說通常
走不到此身

的心房 靈魂的內心
內心的核心
那個 擾擾人間 世俗價值 禁錮成見
從來到不了的地方

二〇二四年十二月五日七時十一分

千年人間

這一個夢很長，便帶我們到原本分飛
絶對到不了的地方。

我想陪你
走完悠長的一生
那一段路很長 因爲每
天都像一頁 我捨不得
翻過的書
你想陪我

做一餐共享的餐
（開一個人間最美好的罐）
柴米油鹽 尋常自然
在一個無障礙的空間
享受沒有邊界的時間

我想與你
一起在地球飛翔
你幫我 我也會幫你 用更快
的速度 更輕巧的步伐 走過
這個世界 可以用詩歌
洗滌 可以用愛（喵聲）
包覆的地方

那一晚
星星不亮 月光隱藏
因爲眼裡 你就是我的星星
因爲懷裡 有一直投影著你
的月亮
都說天上一日 人間百年
我說與君相遇 千年人間

二〇二四年十二月五日十二時四十分

・註：我罹癌那年，一歲多的彎彎當了孕貓，生下豹頭、黑頭二女兒。問彎彎而今幾歲了呀？二九年華。（2024-2007+1=18）附帶一提為什麼叫彎彎——因為初見的一眼，就覺銀白安靜如天上的月亮。

致Sisy

只有獨立蒼茫的高度，能照見種在格子裏的悲哀。但盆栽是雀躍的，古木是寂寥的。而我愛上寂寥，已經很久、很久了。

你是一朵永恆之花 開在我
寂寞望向的天涯
沒想 被囚禁在成見的籬笆
多情多感多病 都付狂草成
滿天彩霞
用頑皮蒸發淚水

採花朵療癒離悲
用天眞洗滌污穢
求上蒼保妳一百年
守護 福爾摩沙的
眞誠 善良 與 美
我瞳中永遠的頑皮
少女 內心幽居的
天眞女孩啊
爲愛而生的夢裡 我們
約會

二〇二四年十二月八日十三時五十八分

將見

詩課都說，愈朦朧的愈美麗。所以少說、不說，留白、留白、再留白。但極簡的舉措裏，仍有詩一樣的曲譜繞梁心谷，悠然美麗。

對眞愛的人 我沒說愛
因爲我知道 他明白
對眞愛的人 我說了愛
盛一碗飯裡 兩無猜
深愛的相逢 沒做過許諾
許諾太淺 才幻化成鎖鏈
錨定地心的 無庸再三言
期約有無 寤寐如常見

二〇二四年十二月十日八時五十五分

不單之身

如詩地活，如《莊》與萬物為一的渾然，會使小住地球的你、我，無一日自覺單身地，享受著無與倫比豐富的交情與美麗。

你單身嗎？我是
人間會這麼說
我單身嗎？怎是
晨起的虛實步　父親
就走在我前頭　瞬間
移動　每喚吃飯　么女

總緊隨其後的 下樓
光景

我單身嗎？怎會
廚房裡切菜 下油 聞香
起鍋的時候 母親 利索
的叮嚀 親臨耳際

我單身嗎？不算
十二年百讀《傷寒》
韶光裏 體會著 觸診
脈診 對治常症 壞病
的絕學 廢食忘寢 教
情人懷疑過　我心也

疑 仲景 我是不是真
愛上你

問我單身 你真是
這麼想的嗎？
房間裡書的房間
書的房間裡出入
常來往的 過從甚密的
詩人 詞人
共情 相語 低唱 淺斟
我的前半生裏 有他的
前世 今生
相照 相隨 如一

你單身嗎？怎麼還問
這些我深愛的人啊
我不說愛你 因爲
我想成爲你 而我
也將成爲你 一粒
大海中投身而入的
水滴
是誰 還單身

二〇二四年十二月十日十時正

咏牧童

你有沒有，每天相擁六回的，小情人。

我的愛人 他有著滄桑的眼神 他儒雅幽靜時如處子 他婉轉體貼於你的靈魂

我的愛人 帶我回渾然忘憂的純眞 再無需再無需錙銖必較地把時間細數 流年與共你 光陰才足金至醇

偶爾我哭泣 他焦心朝我飛奔 相凝到底 竟是年少相遇就此無悔的青春

你活著 我心裡便存一份無邪童稚天眞 我的愛人 唯有你能如此擁抱我的靈魂

二〇二四年十二月十三日一時五十一分

致　靈感之神

我不知道，你到底是誰。但我真謝謝你。

為何你的手指
能自詩頁紙面
摩切出
落筆速度和
心跳的節奏

為何你的念
能萬里一線
抵達我沉睡之夢
潛行輕輕
把我喚醒

沒有鐘聲　沒有曉寺
我們之間
只有 一首 二首 三首上
百首 上千首
的詩 無語 奔流
只留下
懂得 靈魂 的
契合

越過關山阡陌的
萍水擁抱
逾越牽手的千首

二〇二四年十二月十五日十三時三分

卷二

鬆開頭眼筋絡的一種方式

——頭揻暨背揻

靜然可以補病，
眥搣可以休老，
寧可以止遽。

——《莊子・外物》

眥摵

鬆開眼睛周圍筋絡的一種方式

工具

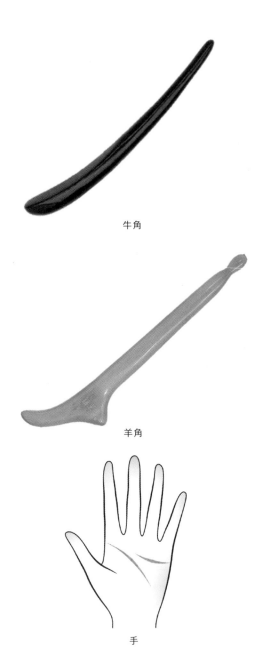

牛角

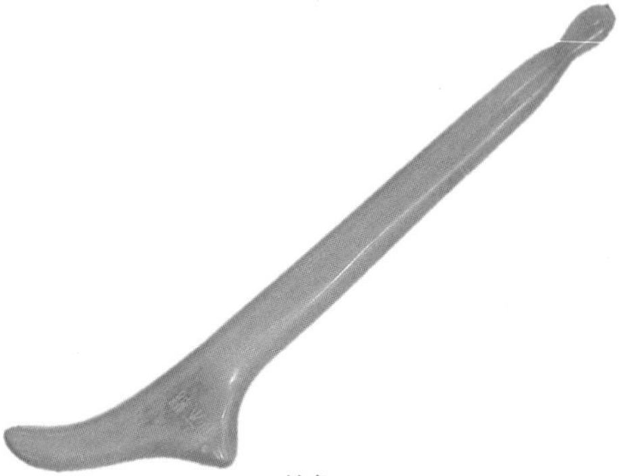

羊角

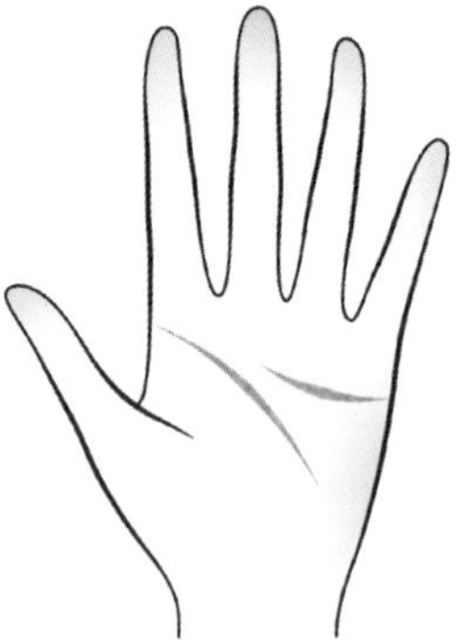

手

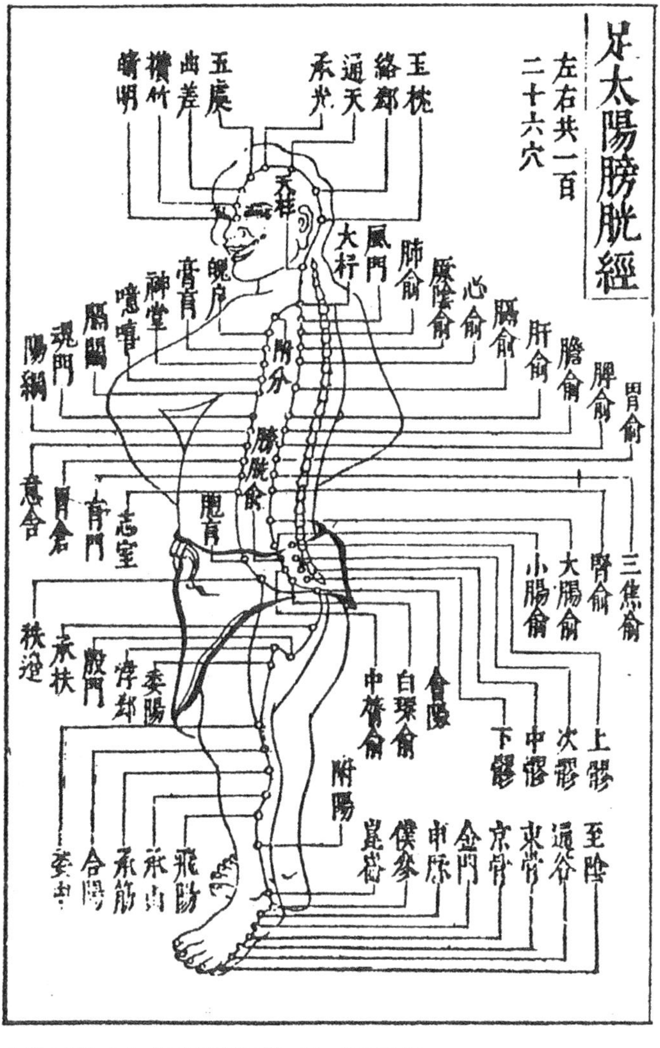

全書古圖出處：《張氏類經圖翼》 明・張介賓 著

眥摵

睛明·膀胱經

合目，掐取目內眥外約一分[1]處微上，當鼻骨邊眶孔內緣。

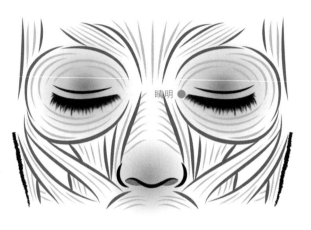

1 一寸等於十分。中醫說的「寸」都是「同身寸」，「一寸」的長短將隨著各人的身高、體型而有所改變。專屬於你的一寸，有兩種測量方法：一是自己拇指中間指關節最胖大處；一是中指彎曲時，第二指節內側兩端橫紋間的長度。

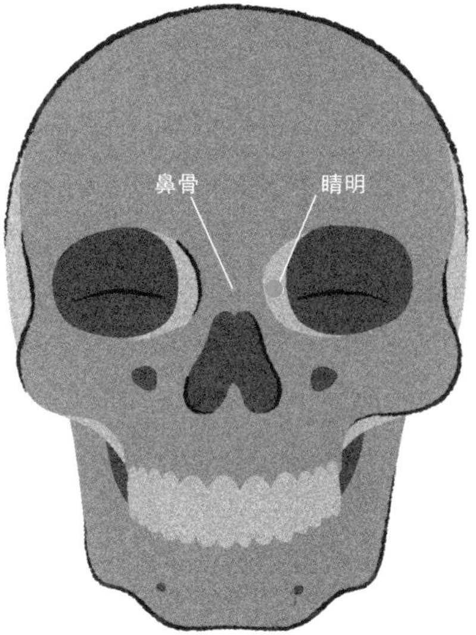
鼻骨
睛明

攢竹．膀胱經

兩眉毛之內端陷中。

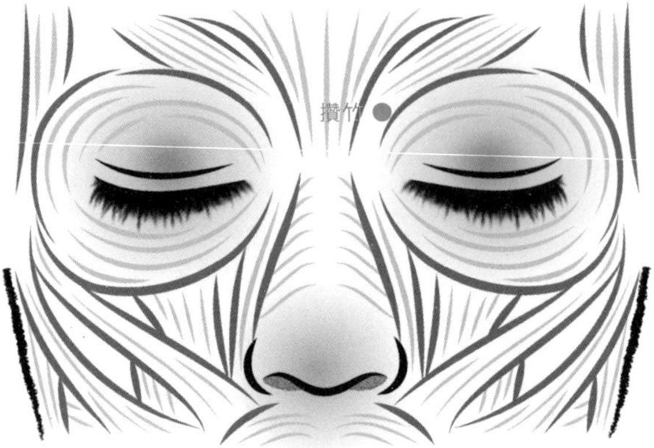

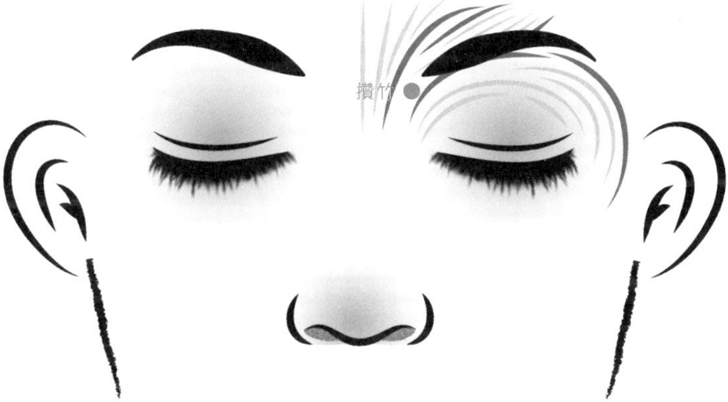
攢竹

魚腰・經外

眉毛中央。

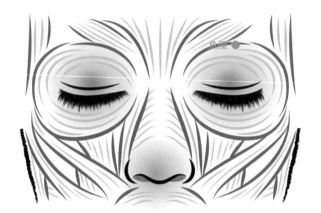

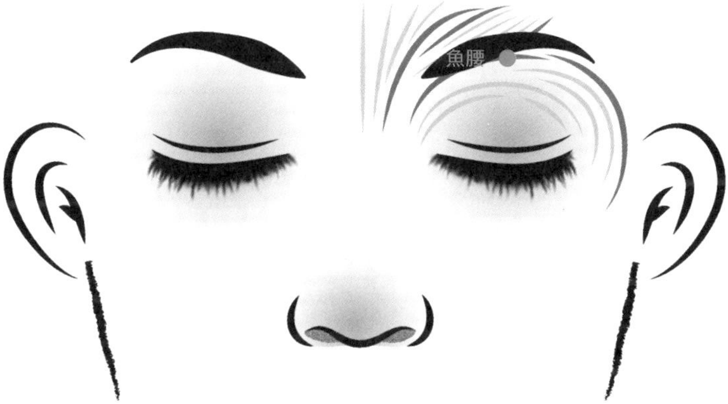
魚腰

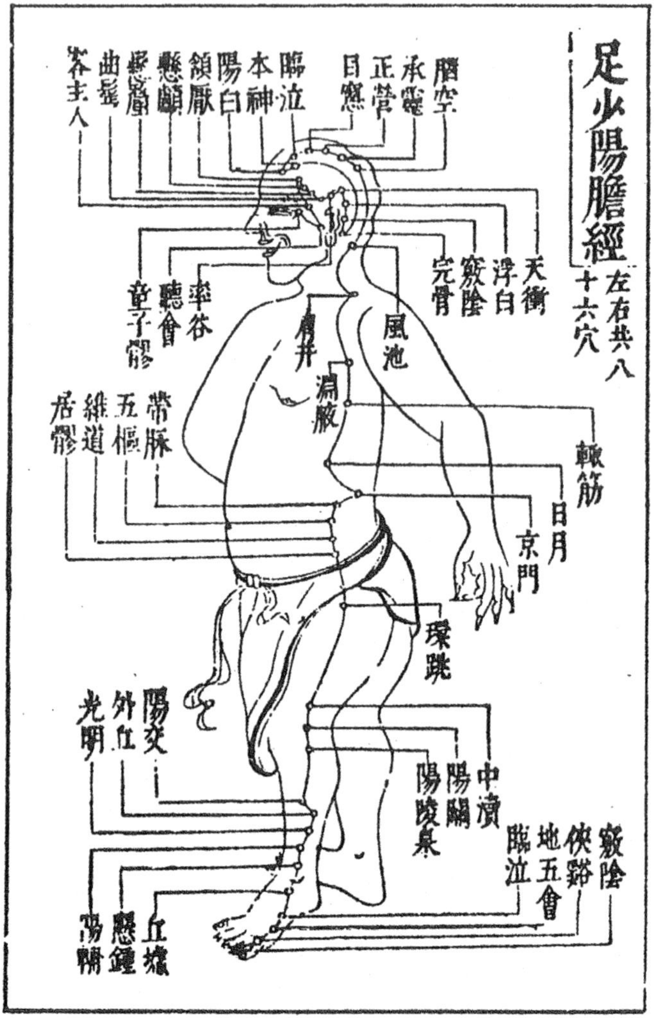
足少陽膽經
左右共八十六穴
腦空
承靈
正營
目窗
臨泣
本神
陽白
頷厭
懸顱
懸釐
曲鬢
客主人
天衝
浮白
竅陰
完骨
率谷
聽會
童子髎
肩井
風池
淵腋
輒筋
日月
京門
帶脈
五樞
維道
居髎
環跳
中瀆
陽關
陽陵泉
陽交
外丘
光明
竅陰
俠谿
地五會
臨泣
丘墟
懸鐘
陽輔

陽白·膽經

從眉之中部直上一寸取之，下與瞳子直對。

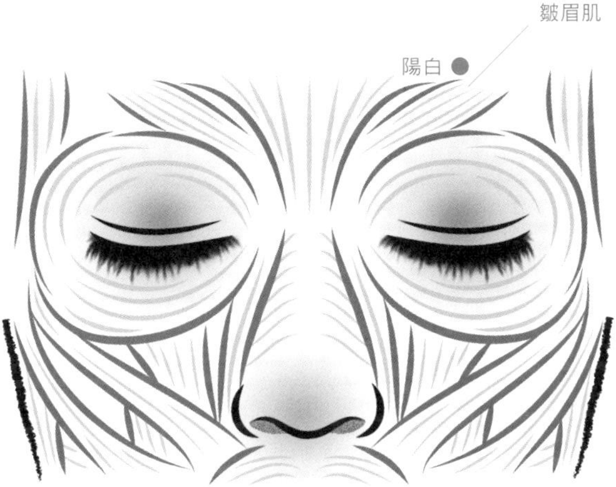

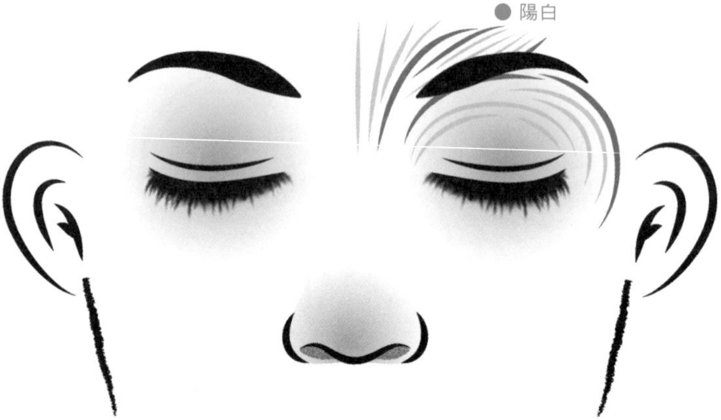
陽白

瞳子髎・膽經

外眥旁五分處，目眶邊陷中取之。

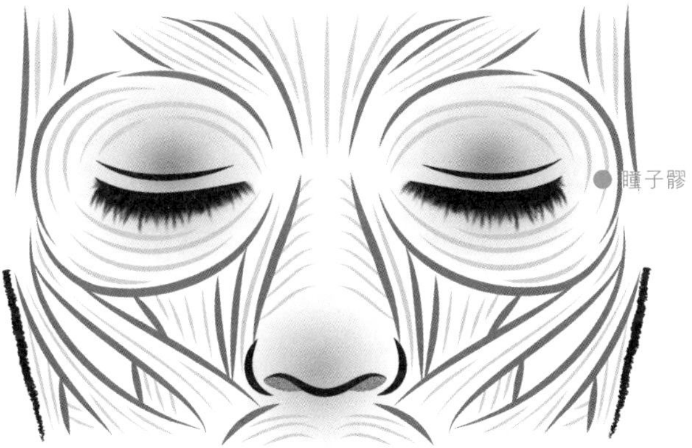

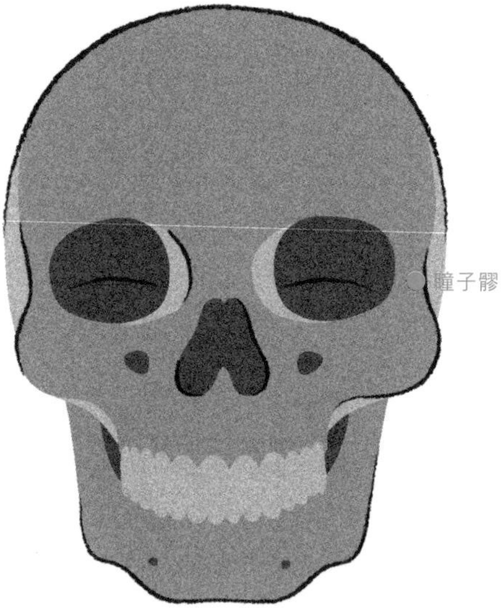
瞳子髎

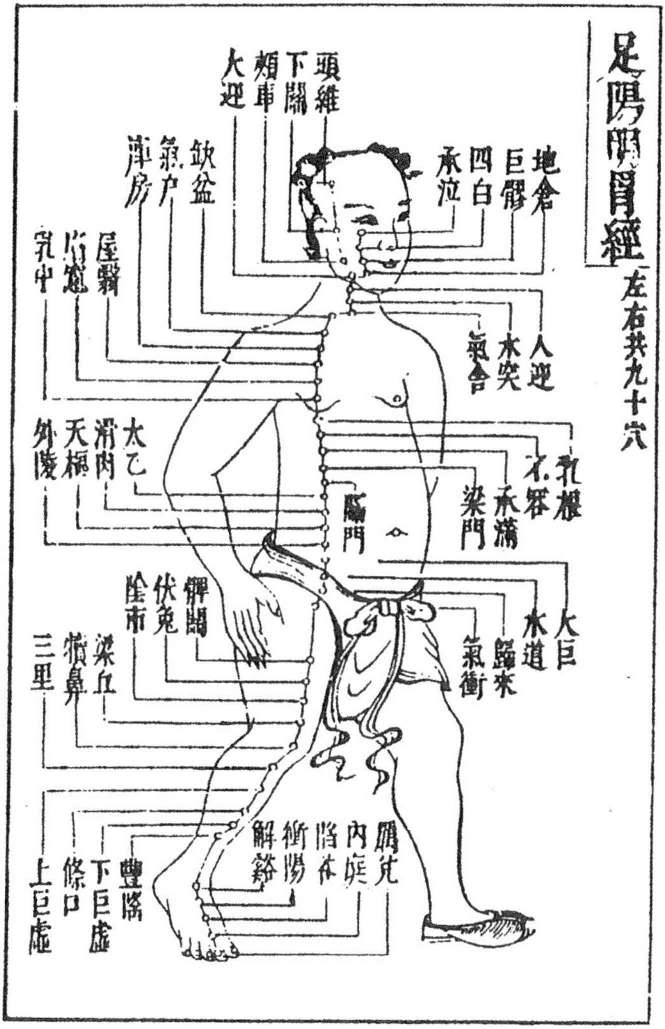
足陽明胃經
左右共九十穴
頭維
下關
頰車
大迎
地倉
巨髎
四白
承泣
缺盆
氣户
庫房
屋翳
膺窗
乳中
人迎
水突
氣舍
乳根
不容
承滿
梁門
關門
太乙
滑肉
天樞
外陵
大巨
水道
歸來
氣衝
髀關
伏兔
陰市
梁丘
犢鼻
三里
厲兌
內庭
陷谷
衝陽
解谿
豐隆
下巨虛
條口
上巨虛

承泣・胃經

當瞳子直下取之，在目眶骨上內陷中，從目下眼瞼取量七分，非從目眶骨下緣往下量也。

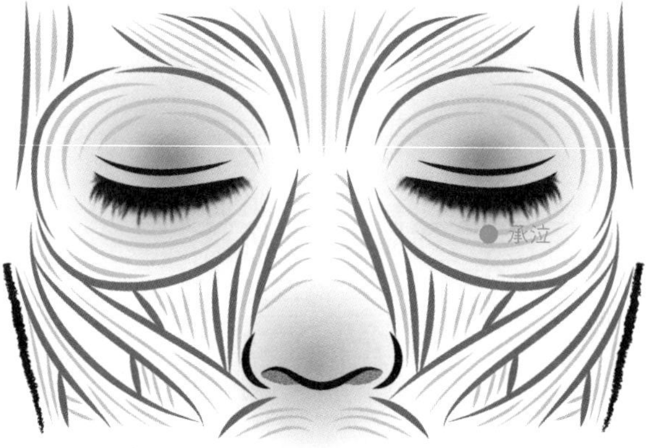

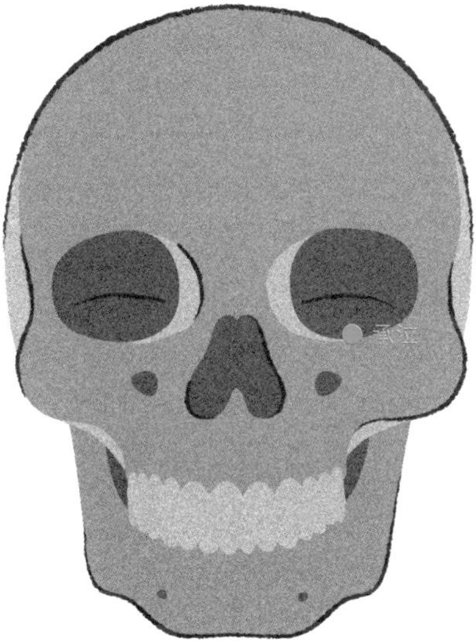

四白・胃經

從目下眼瞼取量一寸，眶下孔內。

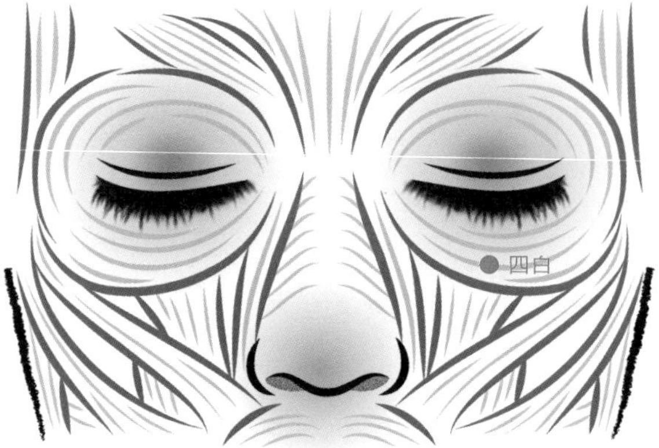

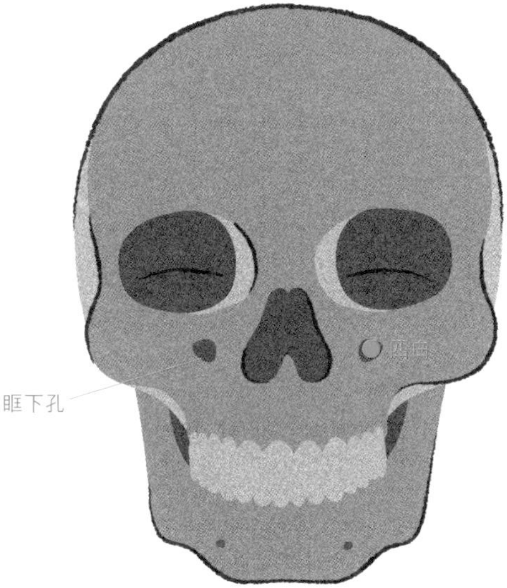
四白
眶下孔

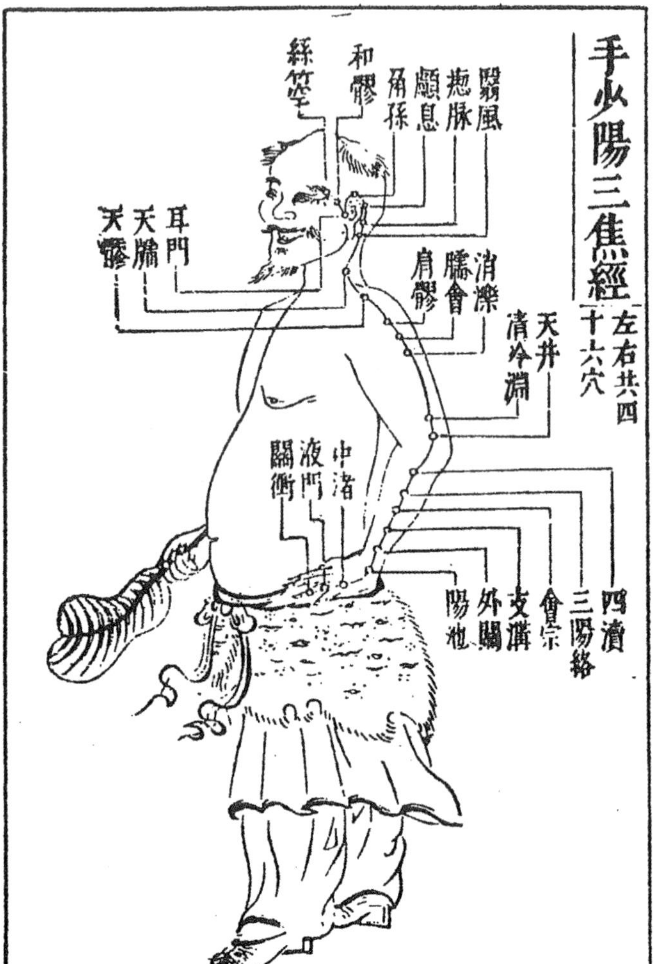
手少陽三焦經
左右共四十六穴
翳風
瘈脈
顱息
角孫
和髎
絲竹空
耳門
天牖
天髎
消濼
臑會
肩髎
天井
清冷淵
中渚
液門
關衝
四瀆
三陽絡
會宗
支溝
外關
陽池

絲竹空・三焦經

在眉梢外盡處凹陷中，當瞳子髎之直上。

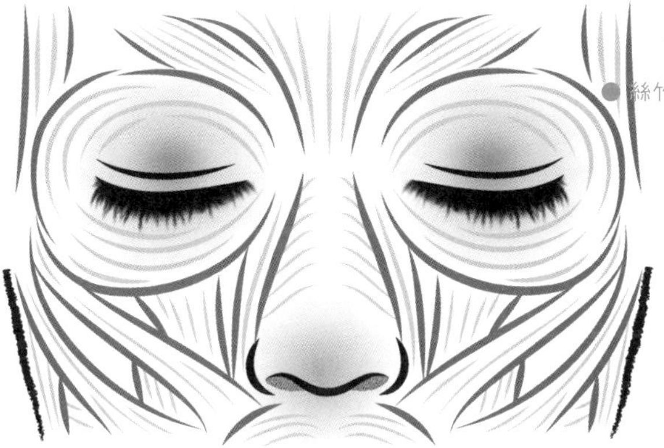

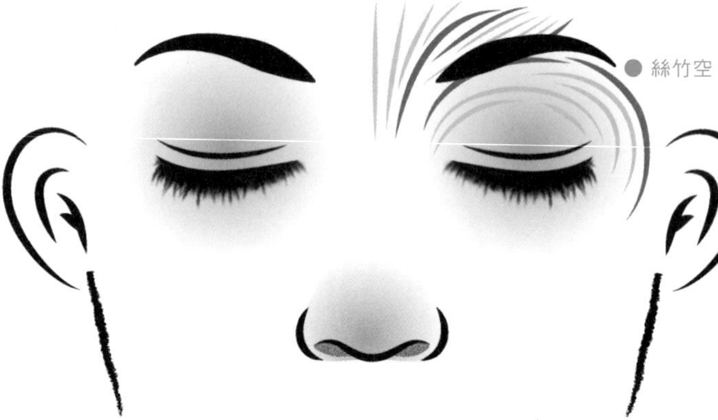
絲竹空

翳風・三焦經

在耳根之後下部，尖角凹陷中（顳骨乳突與下頜骨後緣間凹陷）。

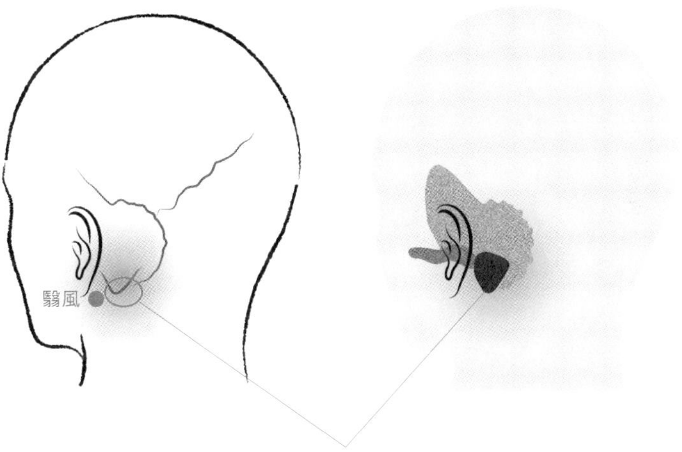

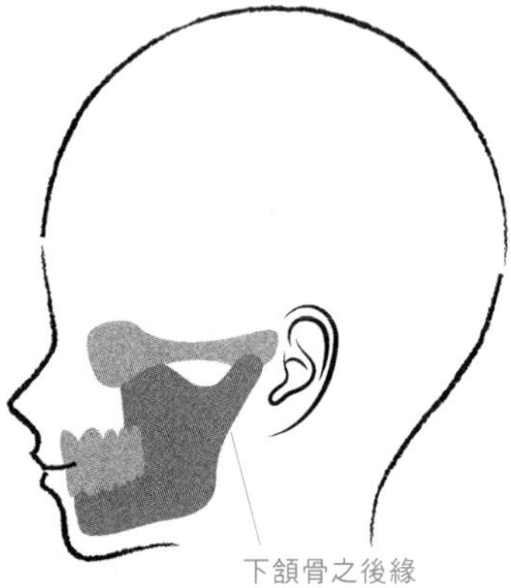
下頜骨之後緣

手法

- 握法
- 按撥
- 劃撥
- 另一隻手的功用

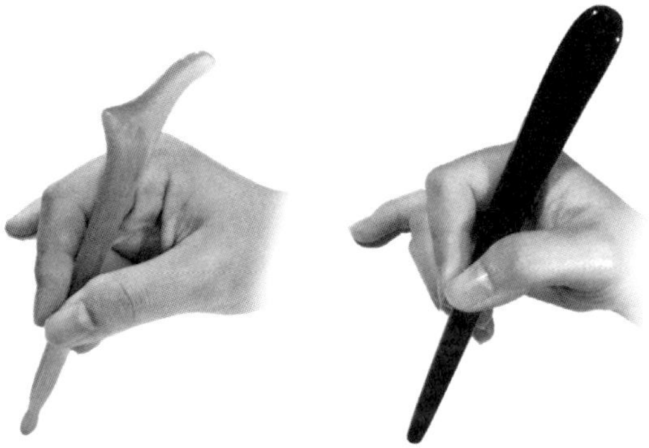

握法

大拇指、食指、中指虛握，大拇指放在砭撚棒較平的那面，握的位置約在砭撚棒中段偏下（握得太前端或太尾端都不好施力），小拇指固定在臉部為支點，用手腕出力。

按撥

按的時候要用力，撥的時候力量要收（不要在出力時跳到另一條筋），否則對方會不舒服。

劃撥

以三次來回劃撥為一個單位，劃撥的力道要有輕、輕、重的律動，讓對方可以調息順氣。注意撥動的手不離經 （不可跳撥）。

另一隻手的功用

找穴道、撥開肌肉、順氣。

背摵順序

眼睛周圍

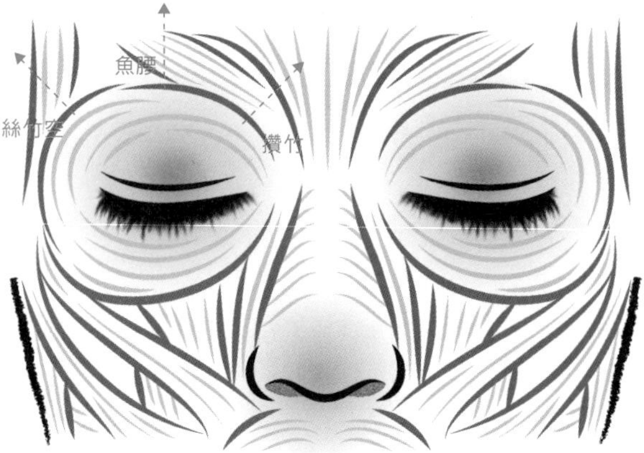

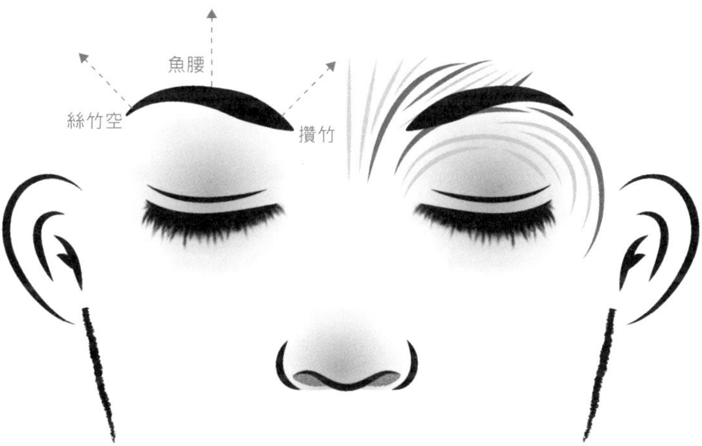

1. 按撥手法（一）

攢竹、魚腰、絲竹空以按撥的方式開穴。

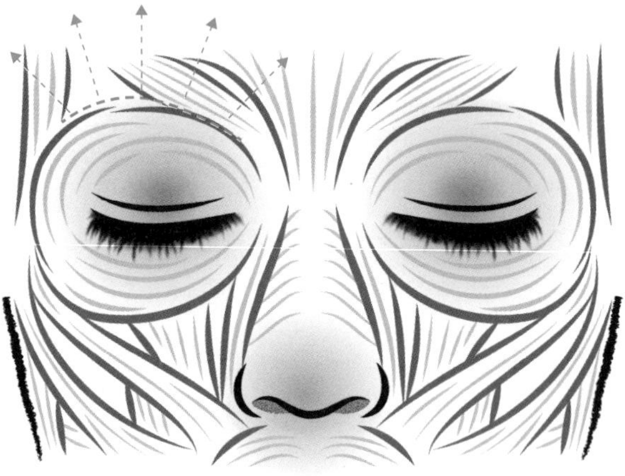

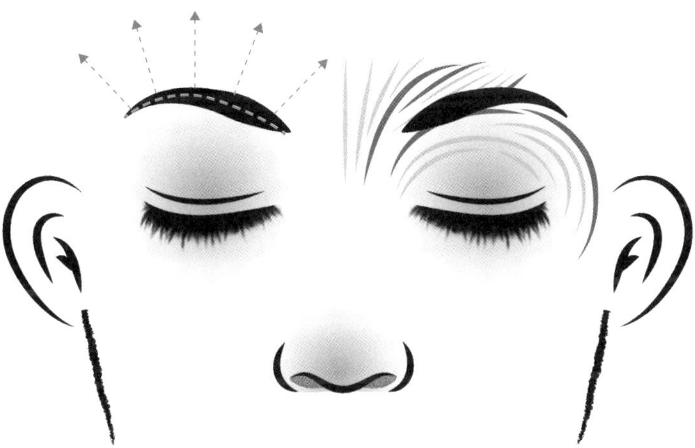

2. 按撥手法（二）

按撥位於眉毛上的皺眉肌（從眉毛中間往上）。

倘以手指為皆搣工具，則用中指腹或無名指腹按住上眼眶骨，朝對方頭頂方向延展拉伸，可視必要加強而改以指節代替指腹。

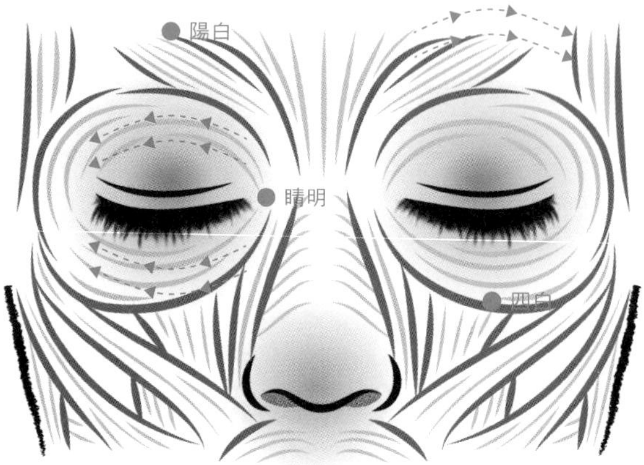
陽白
睛明
四白

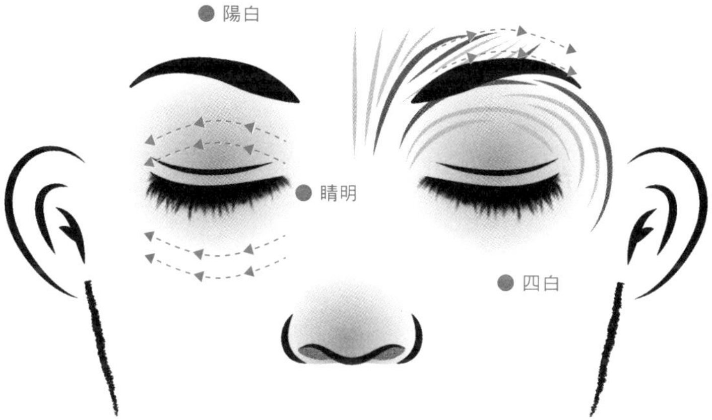

3. 劃撥手法（一） & 加強按壓

橫向劃撥眉毛之上，以及眼眶周圍。睛明穴暨眼眶之上的陽白穴、眼眶之下的四白穴可加強按壓。

以手指為背撇工具，可以中指或無名指按住睛明，往對方頭頂方向延展拉伸。拇指則可輕放在眼眶骨下緣，幫助放鬆。

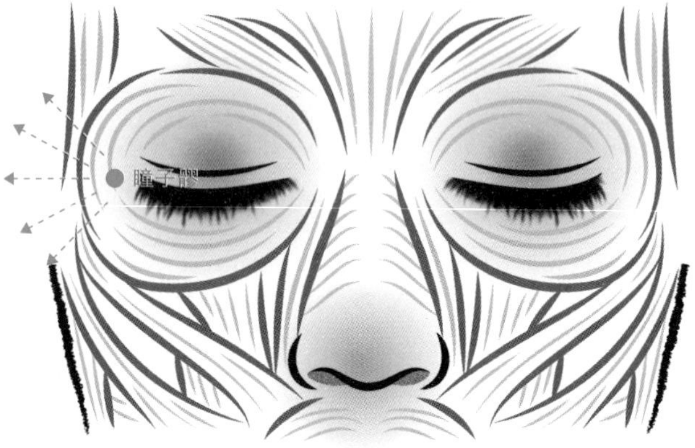
瞳子髎

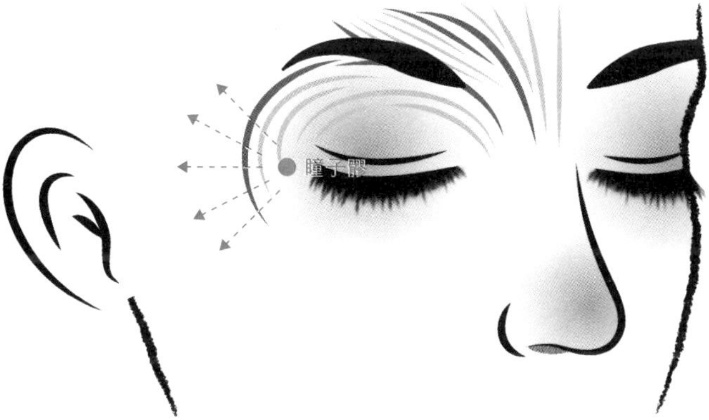

4. 劃撥手法（二） & 加強按壓

放射狀劃撥瞳子髎到太陽穴附近的三角形區域（瞳子髎可加強按壓）。
以手指為砭撼工具，可用中指或無名指按住瞳子髎，往對方頭頂方向延展拉伸。

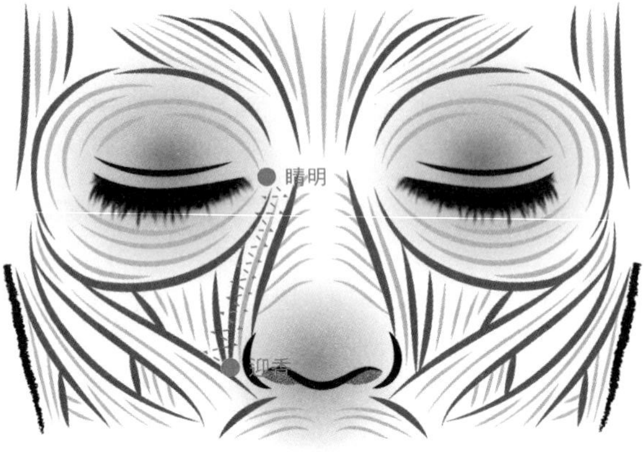
睛明
迎香

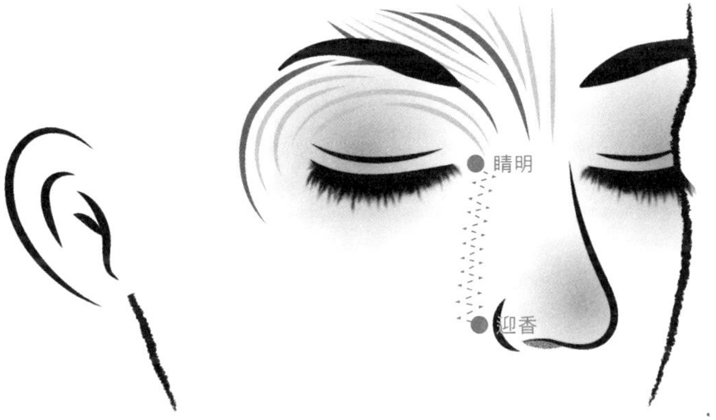

5. 劃撥手法（三）

從睛明穴到迎香穴，沿著鼻翼一條細細的肌肉，左右劃撥。

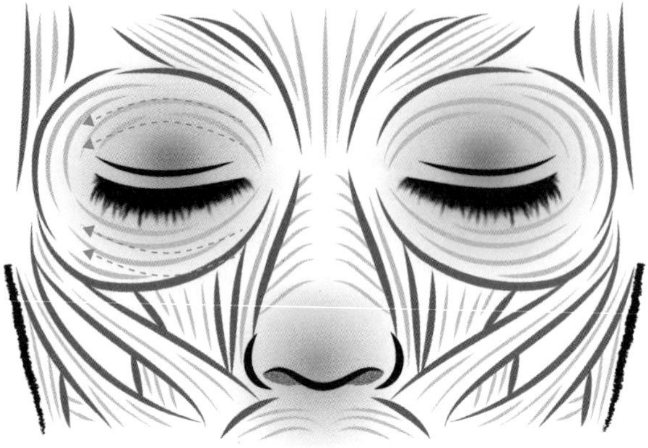

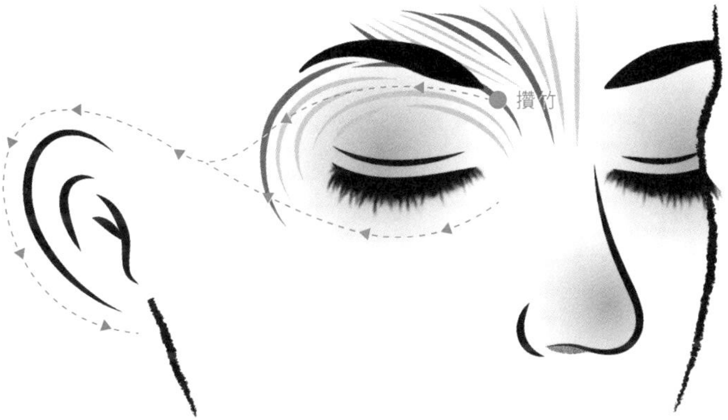

6. 順氣手法

①用手指由內向外按摩眼眶周圍。

②以中指按住攢竹穴，往外延展，仍儘量不以手出力而以身體出力往耳朵方向拉伸，繞過耳後到翳風穴。

7. 無名指輕輕下壓睛明 & 瞳子髎的眼眶、眼球之間。按住、停留、等待，若不鬆，左右上下轉動眼睛來加強放鬆。

8. 食指按睛明、中指按瞳子髎，交互輕按，感覺對方眼球因此稍稍左右移動，以平衡張力。

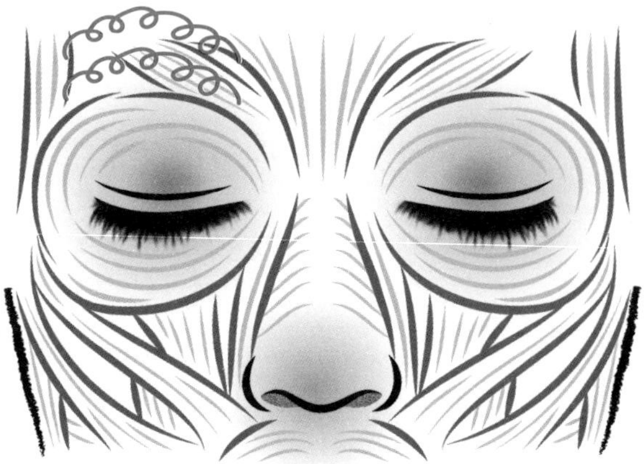

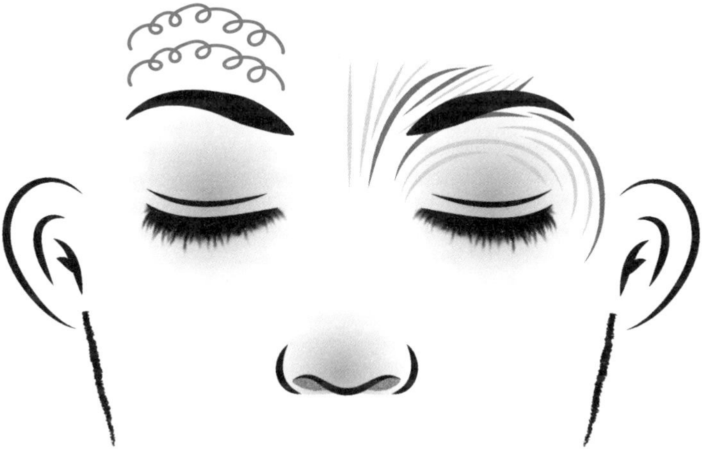

備註：

①安撫手法：可以適時畫圈安撫（尤其當被背搣者心情緊張或因些微疼痛而略顯不安時），左右眼操作的手勢，方向皆由眉頭至眉尾。

②皮膚有發炎處，切不可撥。

〈眥搣歌訣〉（民國．蔡璧名）

按撥攢魚絲，
柳葉眉間肌；
眉上眶上下，
劃撥由內外，
陽四白睛明！
瞳子髎放射，
劃撥到太陽，
三角髎加強！
睛明到迎香，

鼻翼左右滑。

順氣眼眶周，
按攢到翳風。
睛明瞳子髎，
交接助平衡。

二〇二四年七月十四日十一時一六分

頭搣

鬆開頭部筋絡的一種方式

〈頭摵歌訣〉（民國・蔡璧名）

自湧泉扎根地心
從百會懸梁明月
不再張望著有你
或沒有你的世界
端詳　塊然　獨立
行步天地間的自己
終於輕撫 眾脈仰望朝
宗的「百會」
（兩耳尖連

線正中點 治忘前失後
無心力 心神恍惚 煩悶
多悲哭 頭痛 百病皆治）
像一世紀無人問津的
渡口 幽微

重整掃盪「風」邪之賊窩藏的衙「府」
（風府 枕骨直下凹陷 療風疾
要穴 頭痛 項急 不得回顧 傷
寒狂走 欲自殺）

行經通舌治「瘂」的 發音之「門」
（瘂門 風府穴下五分 灸之反瘂

頭重汗不出 頸項強急不語 中風

不省人事）

＊【以上督脈】

擎「天」一「柱」歪斜傾頹 愛惜趕緊

（天柱 脊椎骨為天柱骨 瘂門旁開一寸五分

主足不任 頭旋腦痛頭風 目瞑視 鼻塞不知香

臭 項強不可回顧）

＊【以上足太陽膀胱經】

滿「池」塘的「風」頭項 腰背痛 傷寒汗不出 風池搣搣

（風池 風府外開二寸 項大肌外廉 耳後高骨之後

凹陷處 治風要穴 正偏頭痛 項痛不得回顧 目淚

出欠氣多 目內眥刺痛 目不明 腰背俱痛 傷寒溫熱病汗不出）

頭風耳後痛 足軟不能履「完骨」摵摵

（完骨 與風府風池相平 耳後中央部高骨 顳骨乳突後下方凹陷 即以此骨取名 正坐俯首取穴 按之痠脹主司足軟不能步履 頸項痛 牙車急 頰腫 齒齲 頭風耳後痛）

頷頰腫 項強不得回顧「曲鬢」摵摵

（曲鬢，當面頰耳前「鬢」髮之彎「曲」處 角孫向前一寸 主頷頰腫 引牙車不得開 口噤不得言 項強不得回顧 巔風目眇）

〔參考地標：角孫穴，屬三焦經〕

（角孫 當耳廓上尖之上 將耳部前折時 耳尖正上方 開口按之有空

目生翳 牙齦腫不能嚼 頸項強）

偏頭痛 目眩 耳鳴 手捲 腕痛「頷厭」撖撖

（頷厭 頷止 頷部邊緣所止之處 從頭維到曲鬢分做四折 第一折是頷厭 主偏頭痛 並目眩 目無見 耳鳴 手彎曲不伸 手腕痛）

〔參考地標：頭維穴，屬胃經〕

（頭維 眉心直上入髮際五分是神庭 神庭旁開四寸五分當額角是穴 維者 隅也 主頭痛如破 目痛如脫 目瞤 目眶淚出 視物不明）

偏頭痛 熱病汗不出 引目外眥赤 眼不明如閉目 牙齒痛「懸顱」撖撖

（從頭維到曲鬢分做四折 第一折是頷厭 第二折是懸顱 本穴如懸

在頭顱故名 主頭痛 偏頭痛 熱病汗不出 引目外眥赤 牙齒痛）

頭偏痛 面皮赤腫 目銳眥赤痛 中焦客熱 熱病汗不出「懸釐」摵摵

（從頭維到曲鬢分做四折 第一折是頷厭 第二折是懸顱 第三折是懸釐 主治頭偏痛 面皮赤腫 目銳眥赤痛 中焦客熱 胸膈煩躁大便結硬 熱病汗不出）

主耳鳴耳聾 牙車急不得嚼物 齒痛 中風口歪邪 恍惚不樂「聽會」摵摵

（仰臥或正坐 張口有凹陷 當聽宮〔耳前小瓣前陷中〕之直下方 主司耳鳴耳聾 牙車脫臼 牙車急不得嚼物 齒痛 中風口歪邪 手足不隨恍惚不樂）

〔參考地標：聽宮穴，屬小腸經〕

（在耳珠前方張口呈凹陷處 主耳聾 如物填塞無聞

耳鳴 耳中嘈嘈憹憹蟬鳴 聽覺障礙之要穴）

＊【以上足少陽膽經】

重聽無所聞 耳鳴如蟬聲 「耳」前的「門」戶搣搣
（耳門 當耳珠之上缺口處 重聽無所聞 耳鳴如蟬聲
耳生瘡 耳膿汁 齲齒 嘴唇和周圍突然腫脹疼痛）

喜欠 口吃 身鳴身聾 就搣搣耳朵之「翳」屏障遮擋前後掃來「風」
（翳風 耳根後下部陷中 乳突與下頷骨間凹陷 小兒喜欠 身鳴身聾
口吃 口眼歪斜 口噤不開 暴瘖不能言）

驚恐 驚癇 眼澀多眵 目睛不明 且搣「瘈脈」
（瘈脈 從翳風到角孫穴之間 沿髮際連一直線 穴在近翳風三分之一行程 按

之甚瘦脹是穴 可療驚恐 驚癇 眼澀多眵 目睛不明）

目生翳 牙齦腫不能嚼 頸項強 可摵「角孫」
（角孫 當耳廓上尖之上 將耳部前折時 耳尖
正上方 開口按之有空 主目生翳 牙齦腫不能嚼
唇吻急強 齲齒 頸項強）

喘息了 耳鳴還疼了 胸口病痛牽連兩脇了 頭痛身熱
沒法睡了 莫忘顱「顱」有穴道能通呼吸氣「息」
（顱息 從翳風到角孫穴之間 沿髮際連一直線 穴在近角孫三分之一處 翳風
到角孫行程三分二處 主喘息 胸脇相引 頭痛身熱不得臥 耳鳴痛 耳腫及膿
汁）

*【以上手少陽三焦經】

今天　且借一刻鐘 兩刻鐘 溫柔細膩 摩搣頭目
忘記朝遠方眺望
用心修成
偶爾　遠望　輕靈

2024.12.22.18:58璧名　完稿於為母賀壽歸來書齋後

頭撼工具

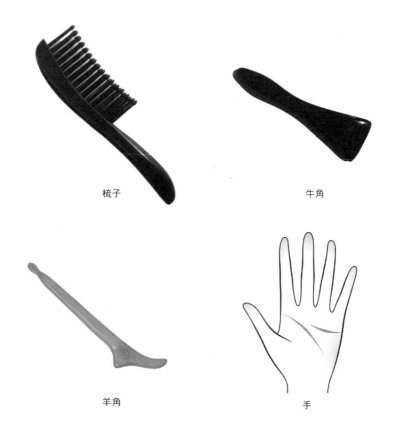

梳子

牛角

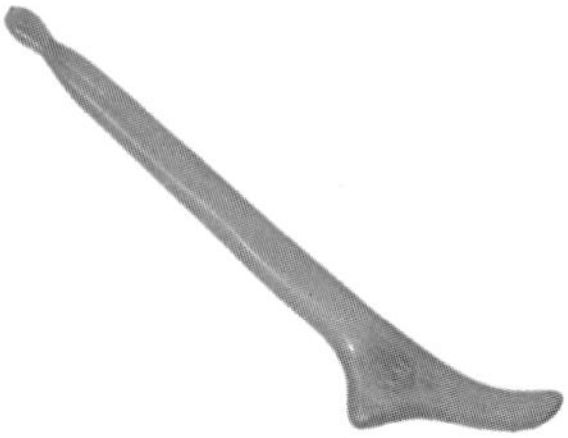

羊角

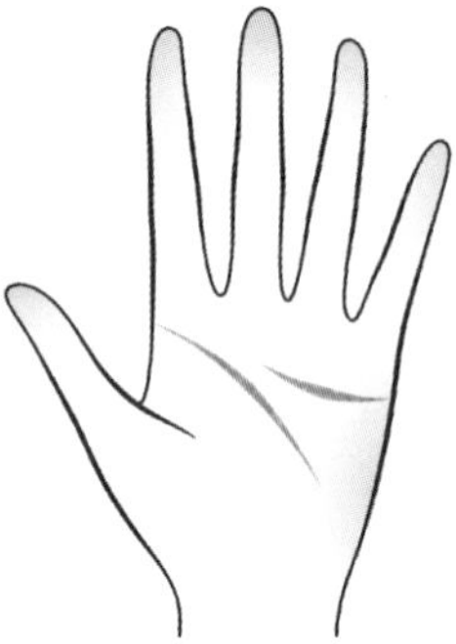

手

穴道位置

頭部

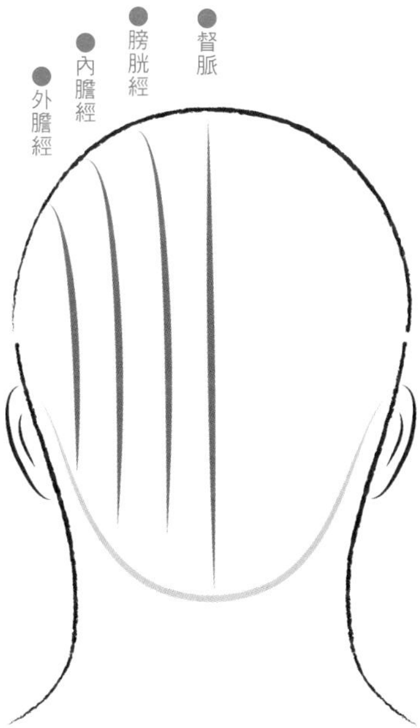

督脈到膀胱經1.5寸
督脈到內膽經2.25寸
督脈到外膽經4寸

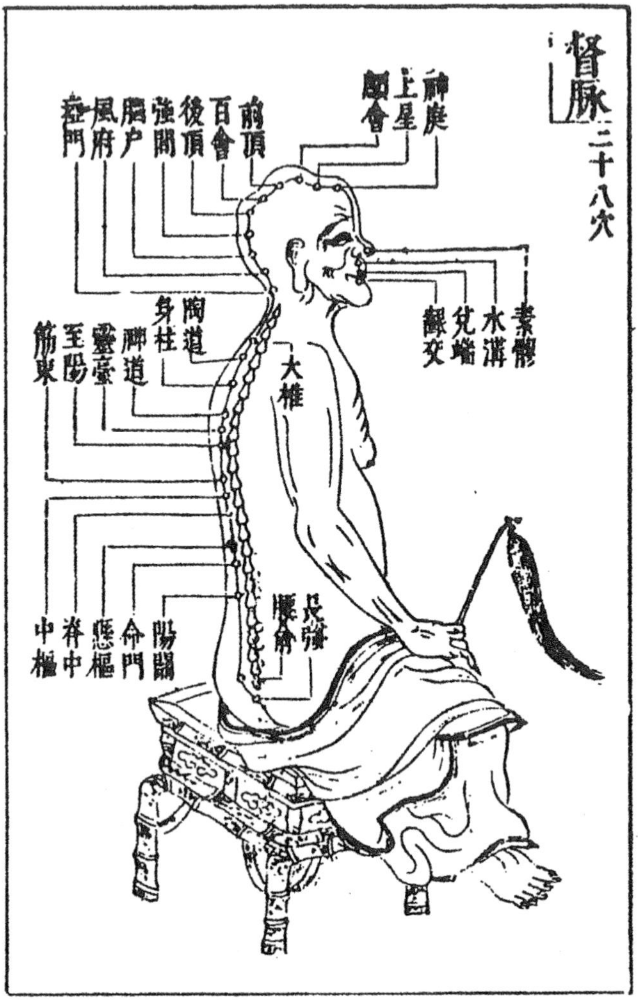

古圖出處：《張氏類經圖翼》 明 · 張介賓 著

百會．督脈

當頭頂正中稍後，從兩耳尖聯線與正中線之交叉點，穴在交叉點附近凹中。

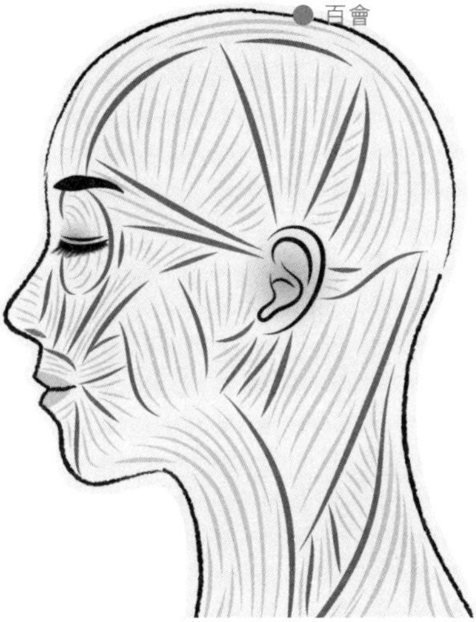

風府・督脈

頭正中線上，枕骨直下凹陷中，項兩大筋（斜方肌）之間。

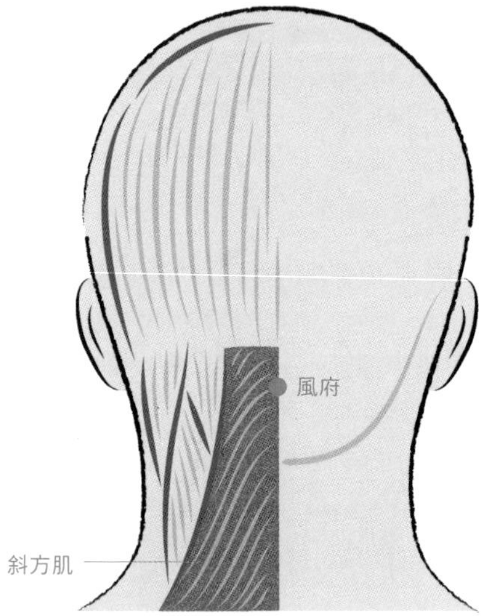

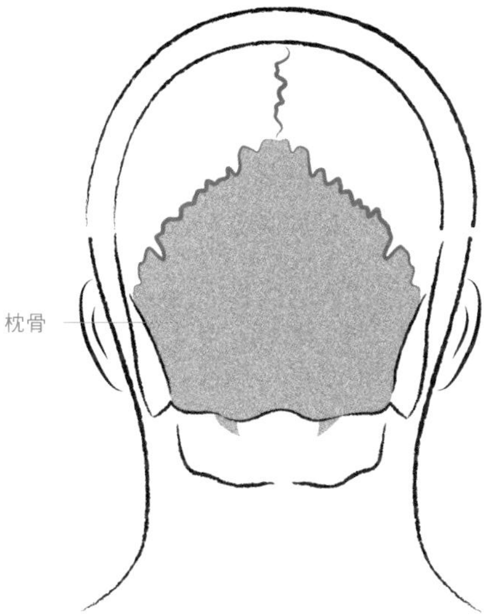
枕骨

瘂門・督脈

項後正中，枕骨之下，當風府穴下五分。

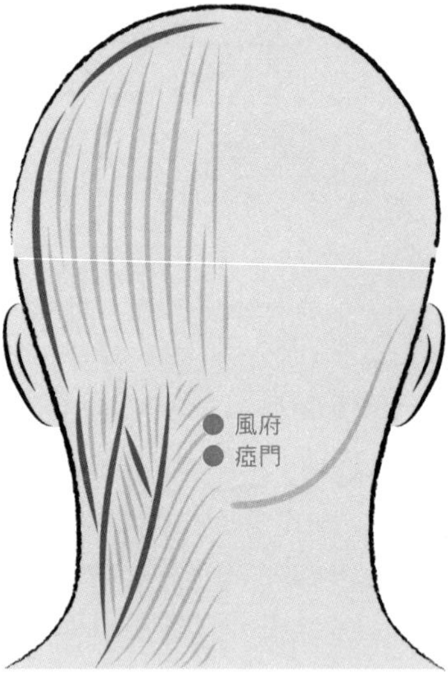

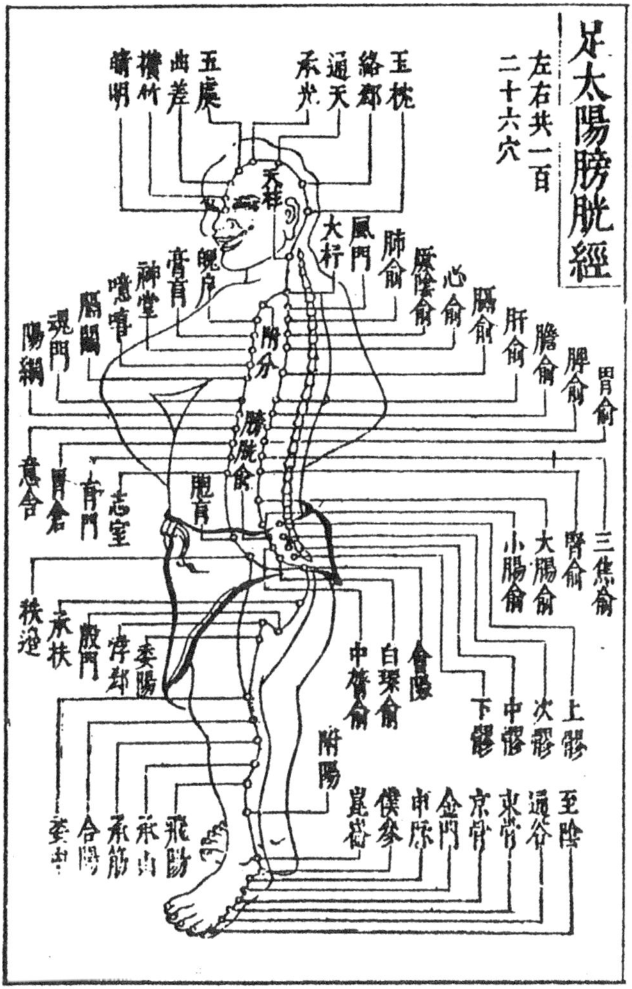
足太陽膀胱經
左右共一百二十六穴
玉枕
絡郤
通天
承光
五處
曲差
攢竹
睛明
天柱
大杼
風門
肺俞
厥陰俞
心俞
膈俞
肝俞
膽俞
脾俞
胃俞
三焦俞
腎俞
大腸俞
小腸俞
上髎
次髎
中髎
下髎
會陽
白環俞
中膂俞
附陽
至陰
通谷
束骨
京骨
金門
申脈
僕參
崑崙
魄戶
膏肓
神堂
譩譆
膈關
魂門
陽綱
附分
膀胱俞
意舍
胃倉
肓門
志室
胞肓
秩邊
承扶
殷門
浮郄
委陽
委中
合陽
承筋
承山
飛陽

天柱・膀胱經

俯首，先取督脈瘂門（項正中入髮際五分），從瘂門旁開一寸五分，當斜方肌隆起之外緣，壓按之頭部有激痛。

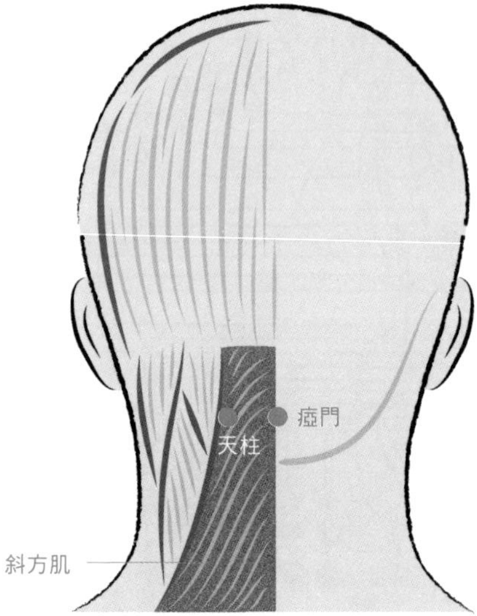

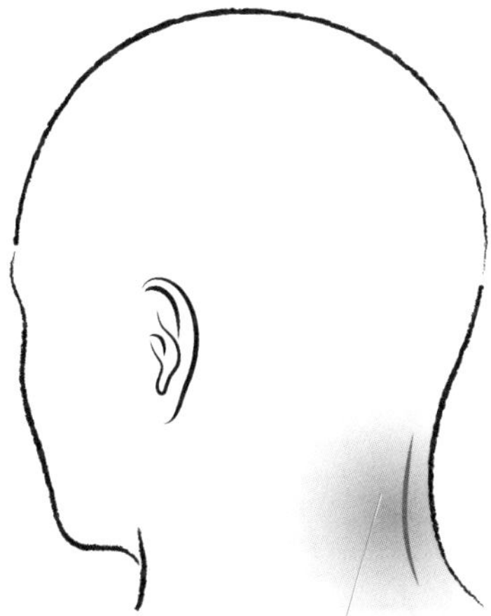
斜方肌隆起之外緣

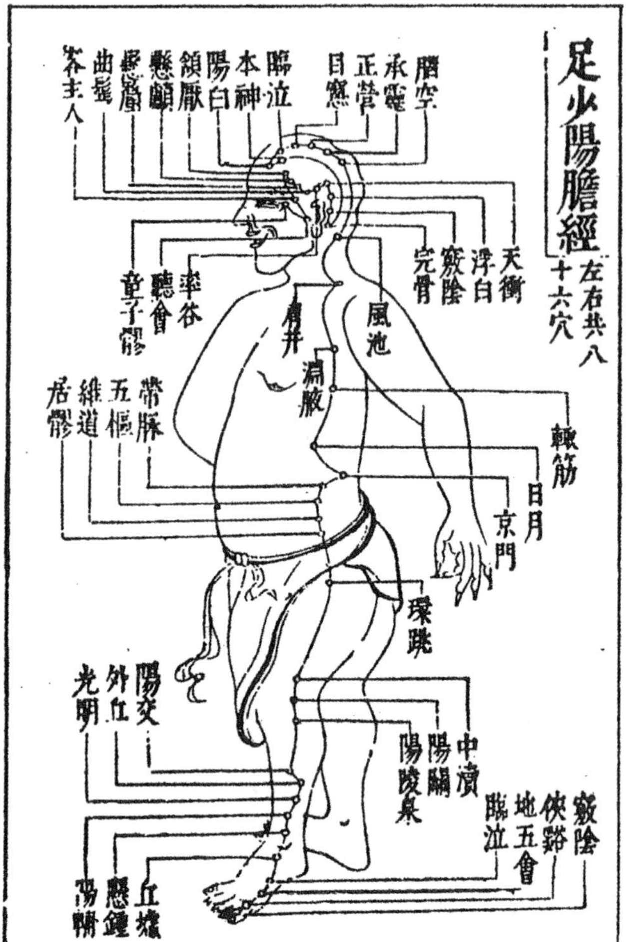
足少陽膽經
左右共八十六穴
腦空
承靈
正營
目窗
臨泣
本神
陽白
頷厭
懸顱
懸釐
曲鬢
客主人
天衝
浮白
竅陰
完骨
風池
肩井
率谷
聽會
童子髎
淵腋
輒筋
日月
京門
帶脈
五樞
維道
居髎
環跳
陽交
外丘
光明
中瀆
陽關
陽陵泉
竅陰
俠谿
地五會
臨泣
丘墟
懸鍾
陽輔

風池·膽經

正坐俯首，耳後高骨（顳骨乳突）之後，斜方肌之外廉，凹陷處是穴。與風府相平相去二寸。

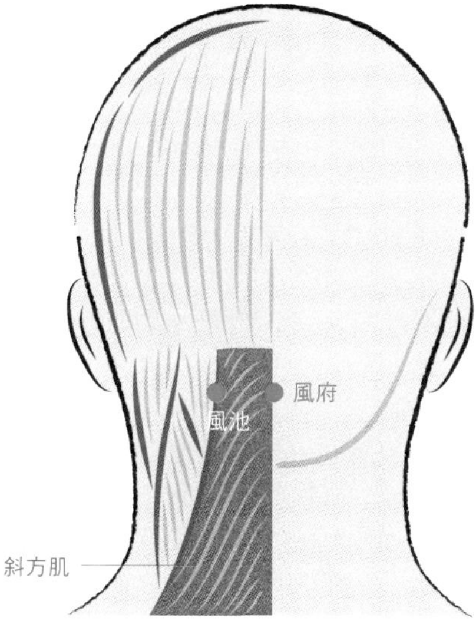

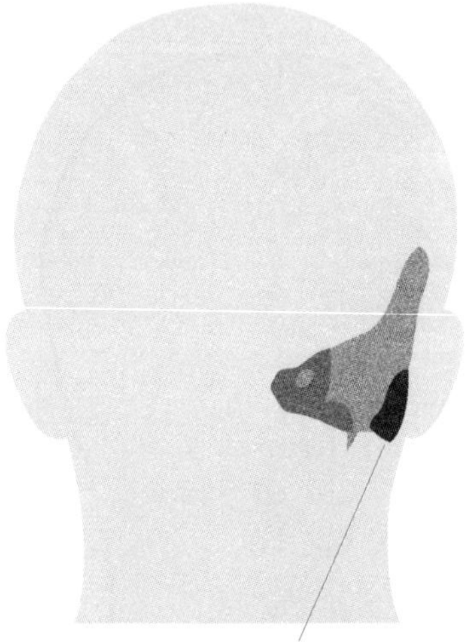
顳骨乳突

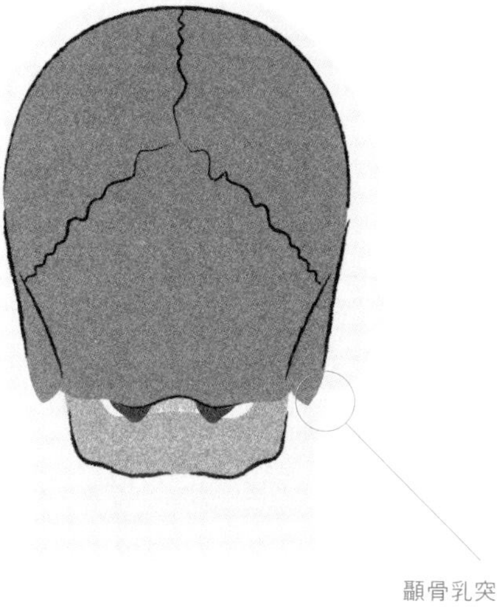
顳骨乳突

完骨・膽經

正坐俯首，耳後中央部，顳骨乳突後下方，有凹陷處。後與風池風府相平，按之痠脹。

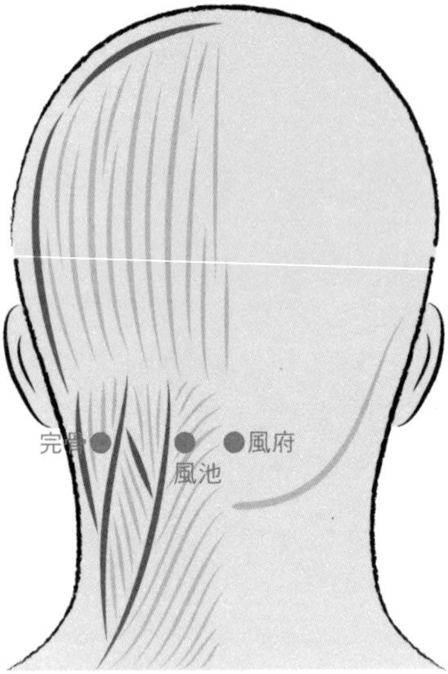

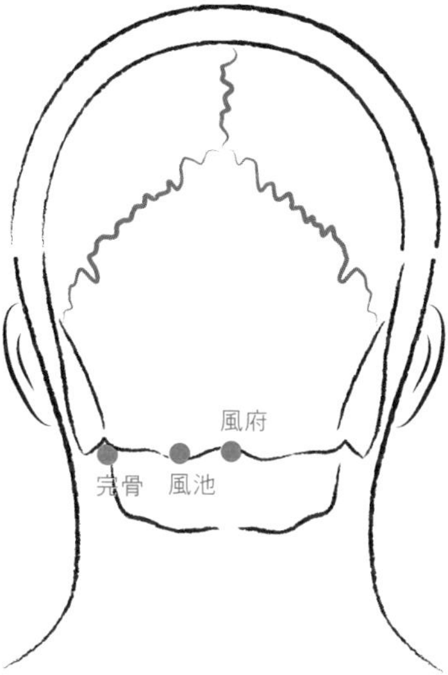
風府
完骨
風池

曲鬢・膽經

與耳尖相平處，當角孫（當耳廓上尖之上，將耳部前折時，耳尖正上方，開口按之有空）向前一寸。

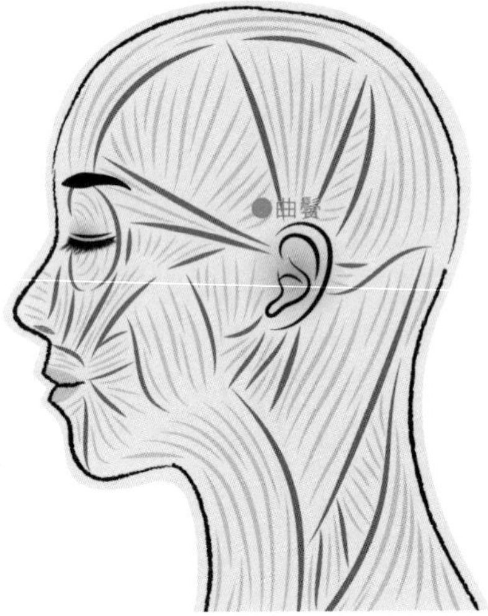

角孫（參考地標：角孫穴，屬三焦經）

當耳廓上尖之上，將耳部前折時，耳尖正上方，開口按之有空。

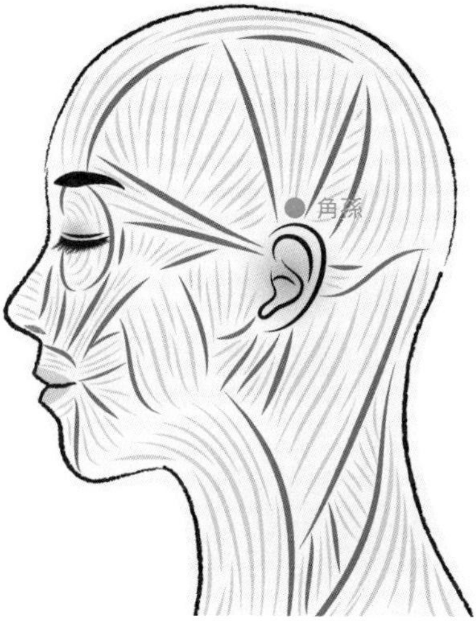

頷厭・膽經

頷厭，頷止，指頷部邊緣所止之處。從頭維到曲鬢分做四折，第一折是頷厭。

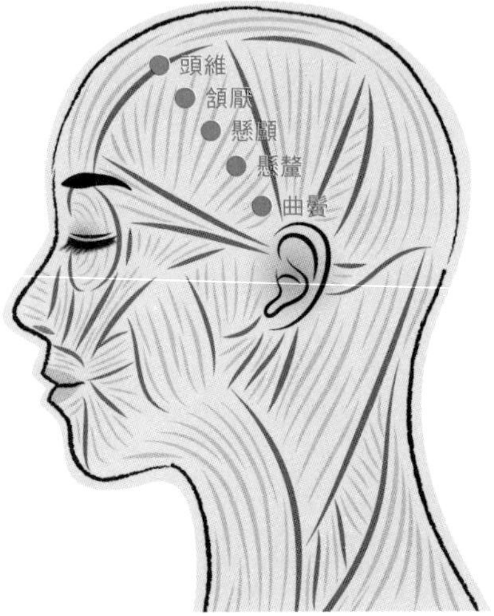

頭維（參考地標：頭維穴，屬胃經）

仰靠，自眉心直上，入髮際五分是神庭，神庭旁四寸五分，當前髮際兩側額角，入髮際之角尖處是穴。

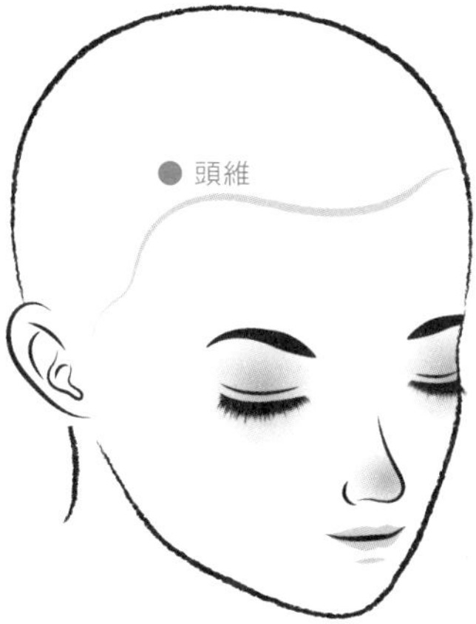

懸顱・膽經

自頭維至曲鬢分作四折，第一折是頷厭，第二折是懸顱。

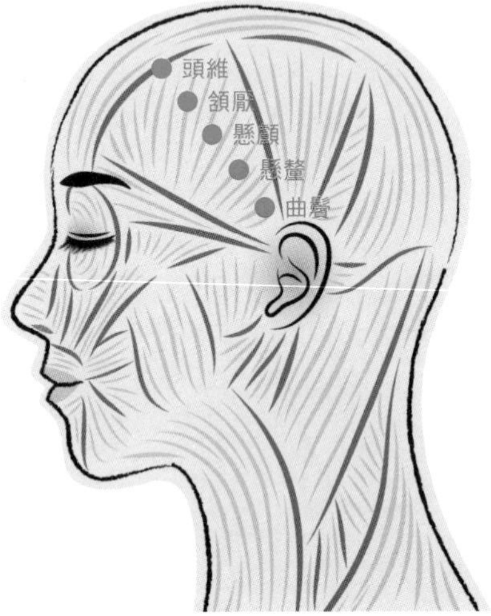

懸釐・膽經

自頭維至曲鬢分作四折，第一折是頷厭，第二折是懸顱，第三折是懸釐。

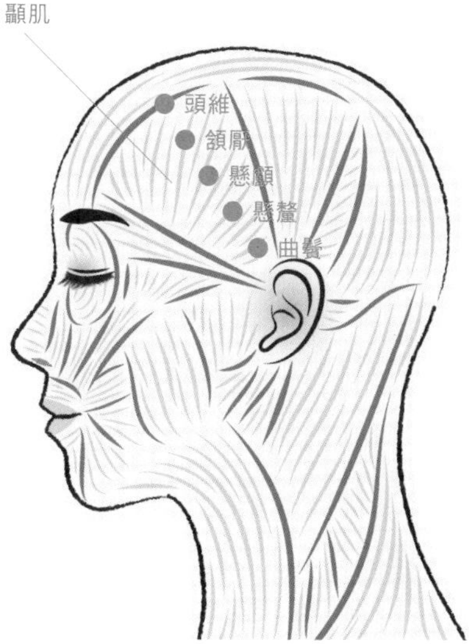

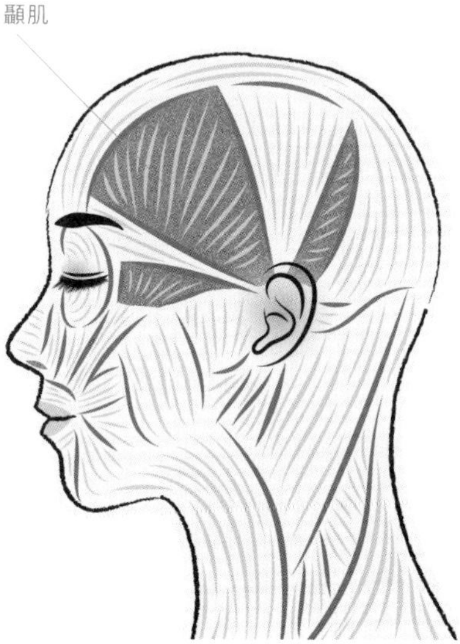

聽會・膽經

仰臥或正坐，張口有凹陷，在耳前小瓣之下，當聽宮（耳前小瓣前陷中）之直下方。口閉時當下頷骨之後緣。

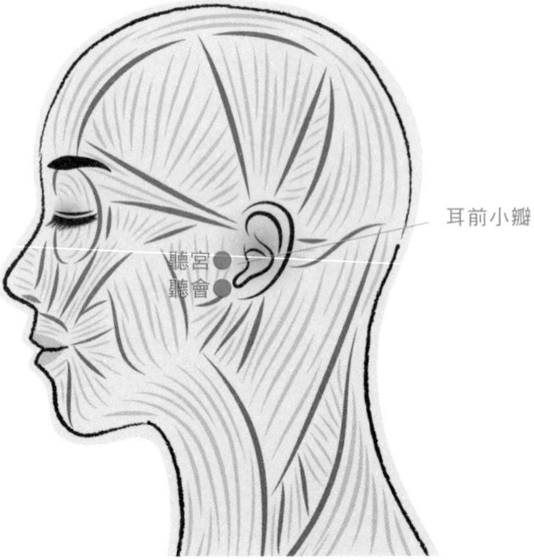

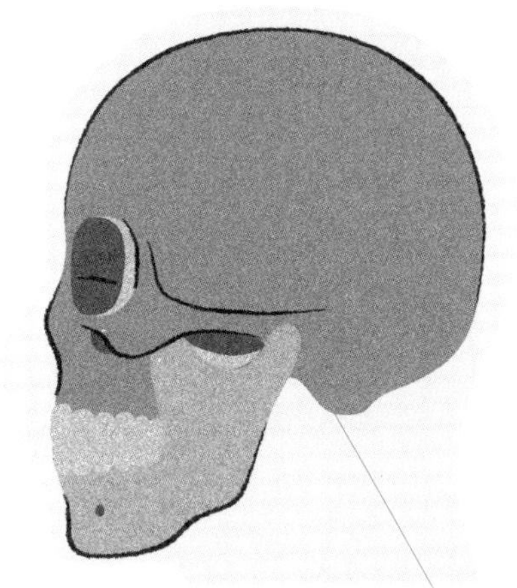
下頷骨之後緣

聽宮（參考地標：聽宮穴，屬小腸經）

側臥或正坐微開口，在耳前小瓣前陷中，以手指壓之耳內發響是穴。

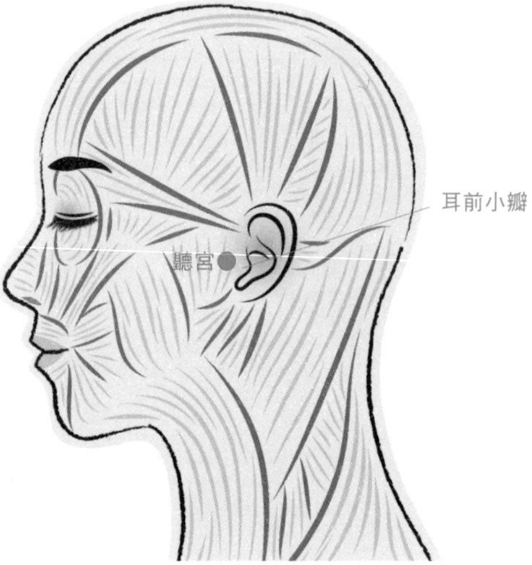

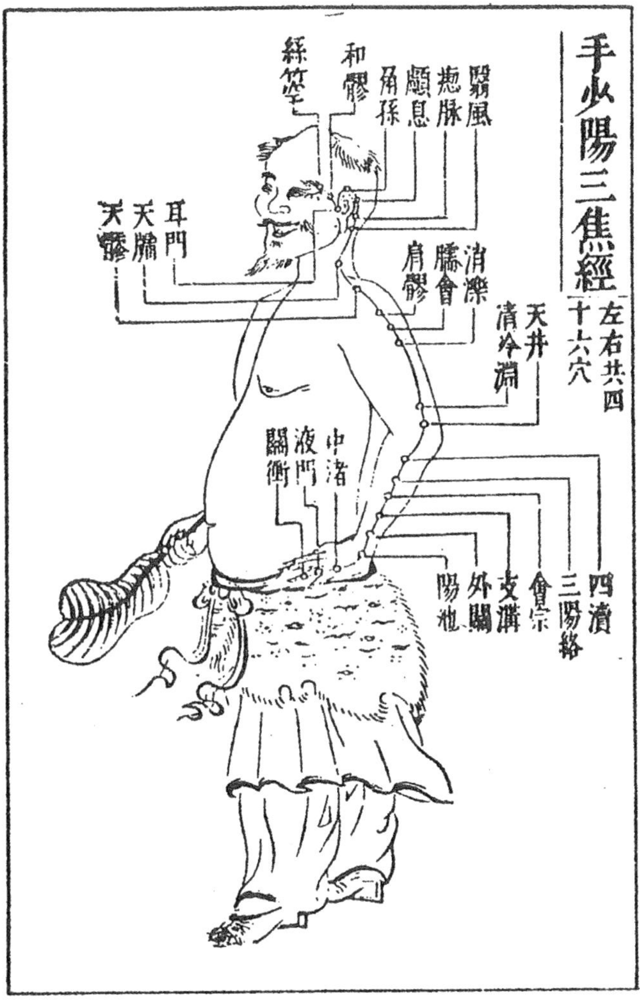
手少陽三焦經
左右共四十六穴
絲竹空
和髎
角孫
顱息
瘈脈
翳風
耳門
天牖
天髎
肩髎
臑會
消濼
清冷淵
天井
中渚
液門
關衝
四瀆
三陽絡
會宗
支溝
外關
陽池

耳門・三焦經

正坐，在耳前小瓣上部，缺口之微前，開口則凹陷較明顯。與目外眥平行，顴骨弓之下方。

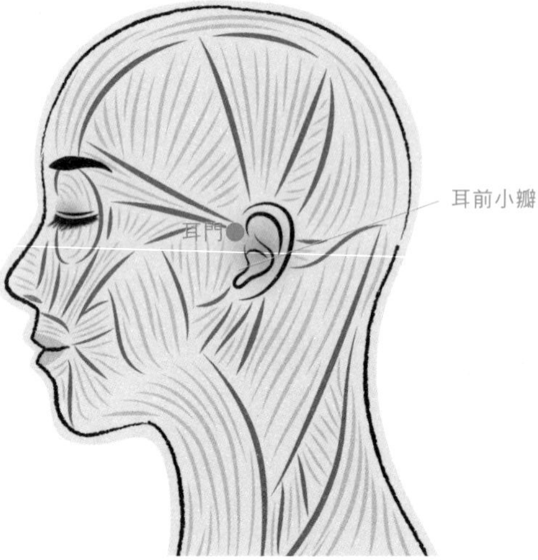

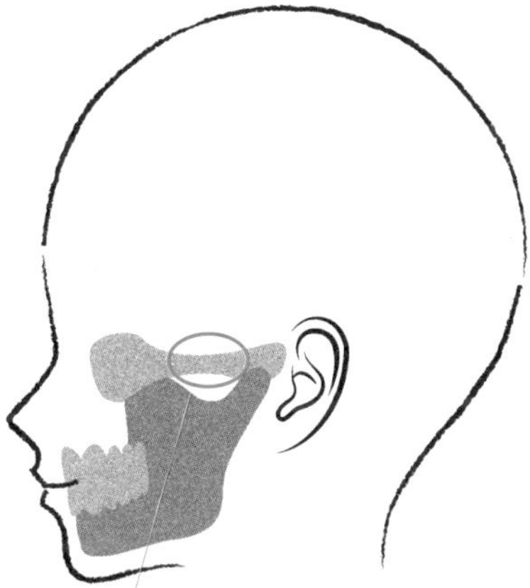
顴骨弓

翳風・三焦經

在耳根之後下部，尖角凹陷中（顳骨乳突與下頷骨後緣間凹陷）。

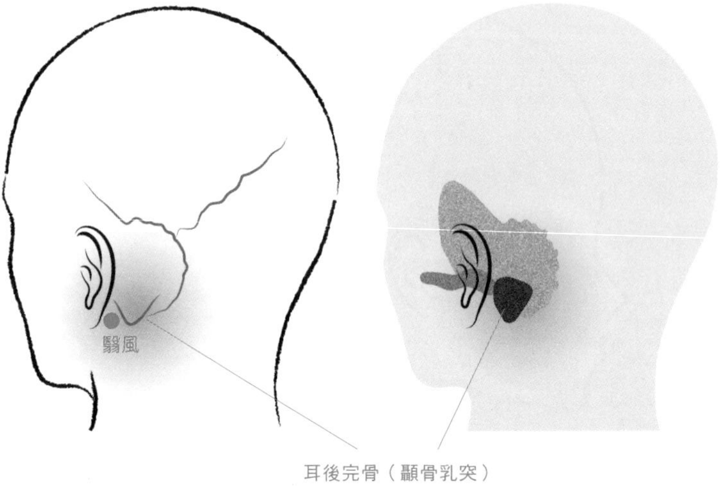

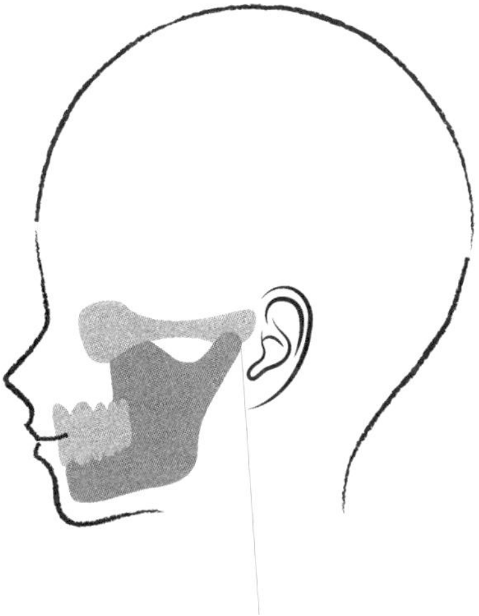
下頜骨之後緣

瘈脈・三焦經

從翳風至角孫穴之間，沿髮際連一直線，穴在近翳風三分之一處；翳風上一寸，稍近耳根骨絡上；耳後完骨（顳骨乳突）在此有一凹陷，按之甚痠脹是穴。

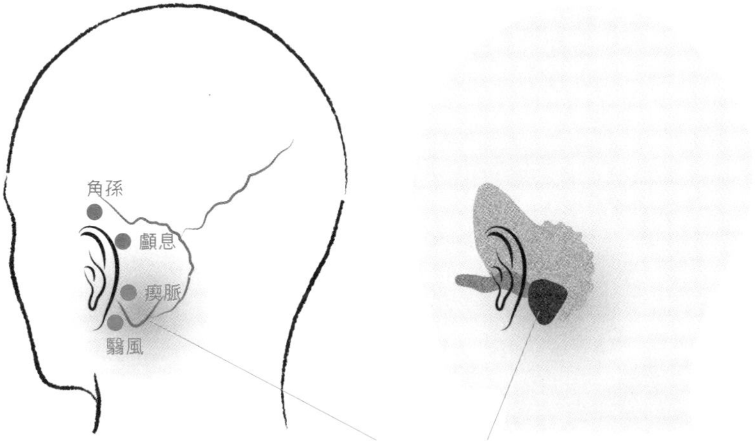

耳後完骨（顳骨乳突）

角孫・三焦經

當耳廓上尖之上，將耳部前折時，耳尖正上方，開口按之有空。

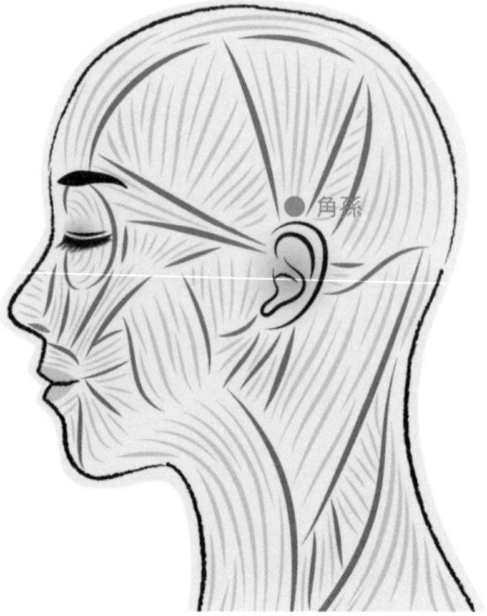

顱息．三焦經

從翳風至角孫穴之間，沿髮際連一直線，穴在近角孫三分之一處；在瘈脈穴順耳根上行約一寸，青絡脈中，該處有靜脈一支，通於耳中。

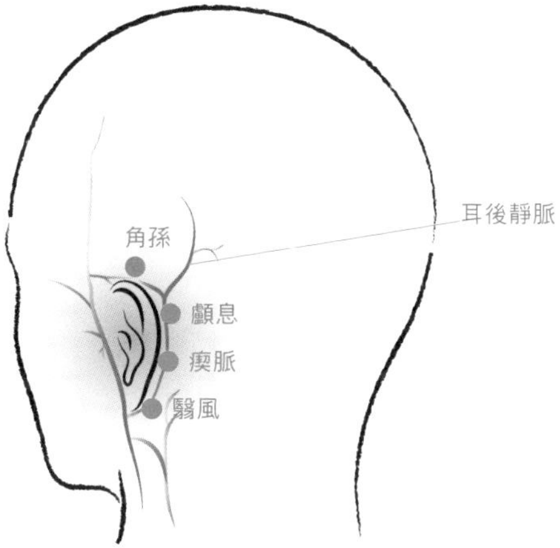

頭摵順序

一　頭摵姿勢先仰臥。在枕骨接近風池處的下頸部交界：

①　用手指或指節由下往上按摩。

②　用指尖或食指側，將枕骨往天花板頂高。特別加強枕骨大孔處，讓對方微微點頭。

③　從風池，平行人字縫，往斜上、中線方向，大面積揉。

④　因下頷筋膜擴展到枕骨，若枕骨緊，可按住下頷骨內側肌肉，停留、等待枕骨放鬆。若枕骨還不鬆，按住肌肉或輕揉、輕捏頷骨內外頸闊肌處，同時輕輕轉動頭部來加強放鬆效果。

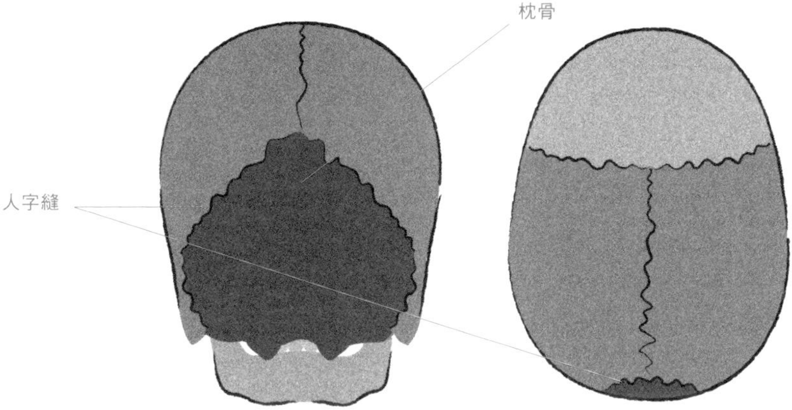

後腦勺　　頭頂

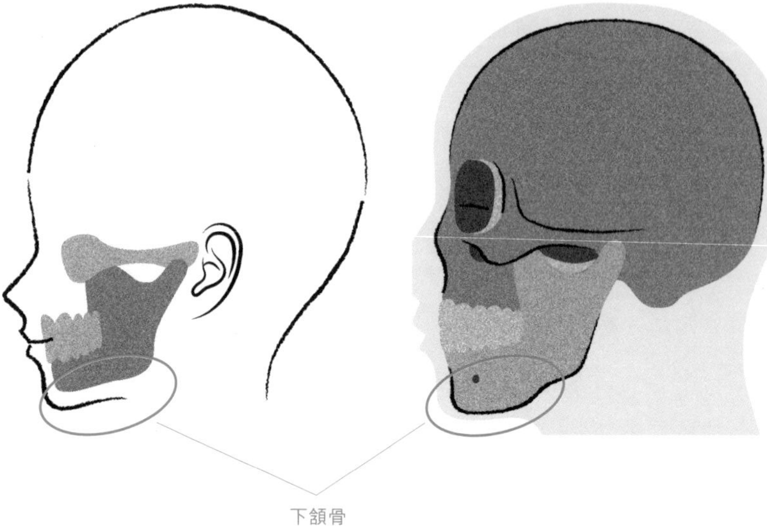
下頜骨

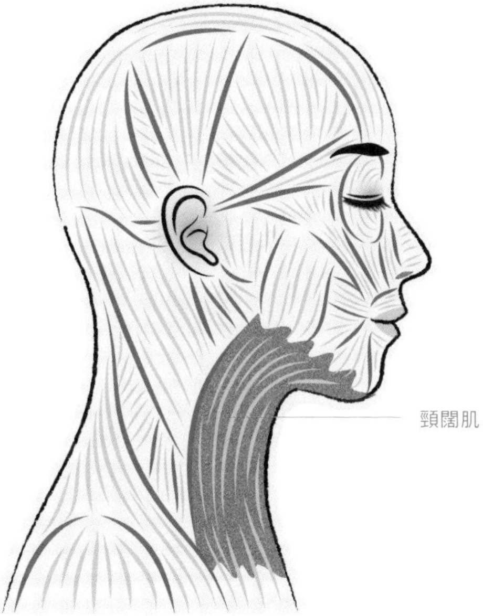
頸闊肌

二　其次姿勢爲倒臥。倒鉤劃撥過枕骨下頸部交界（有些人此處會沾黏）。

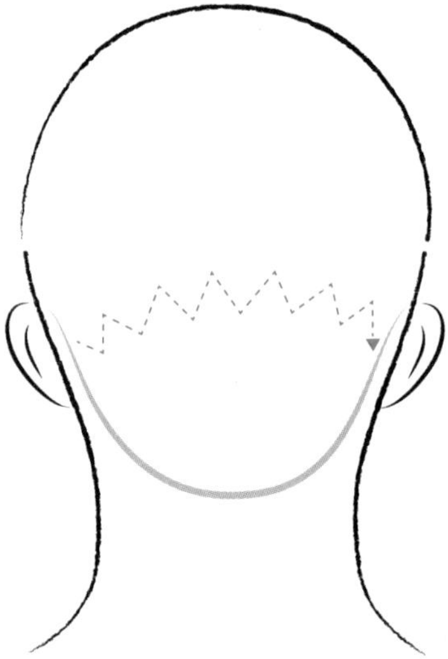

三　督脈▼膀胱經▼膽經（自枕骨往百會穴方向摵，以倒鉤手法劃撥）。

接續姿勢改為仰臥。沿矢狀縫，拇指交疊，往眼睛方向推。

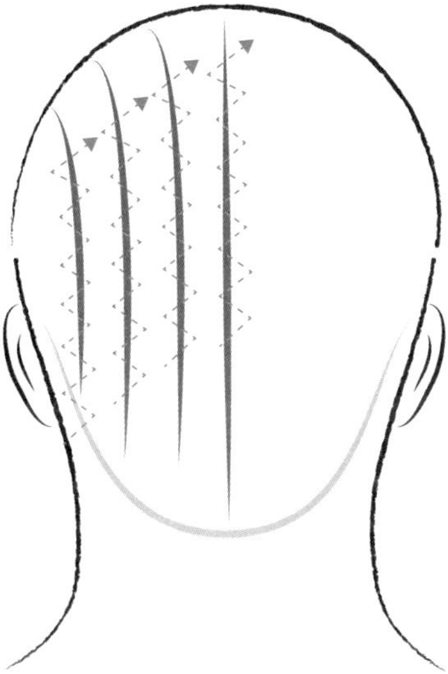

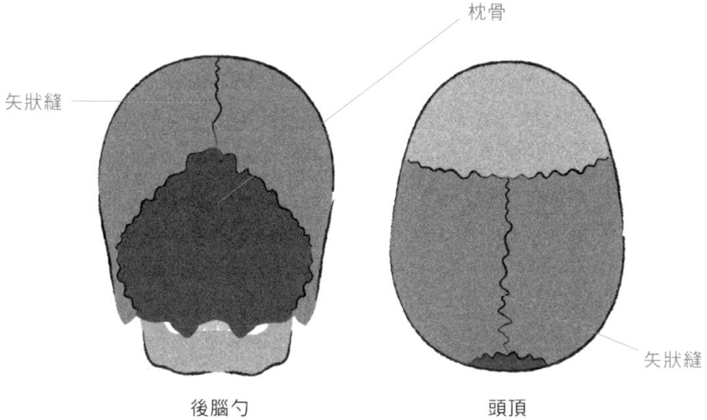

四　耳門（三焦經）、聽宮（小腸經）、聽會（膽經），開穴後螺旋撥過。

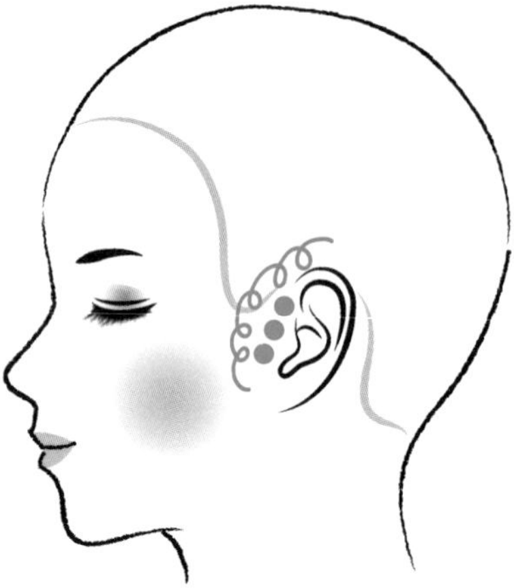

以下姿勢為仰臥。

①四指圍繞耳廓，沿耳根往頭頂繞圈按摩。

②加強按摩耳廓上方戴眼鏡處。

③四指扶著耳廓、兩手拇指交錯，雙手用力集中，像要縮小頭骨。

④按摩顴弓下緣的咬合肌。

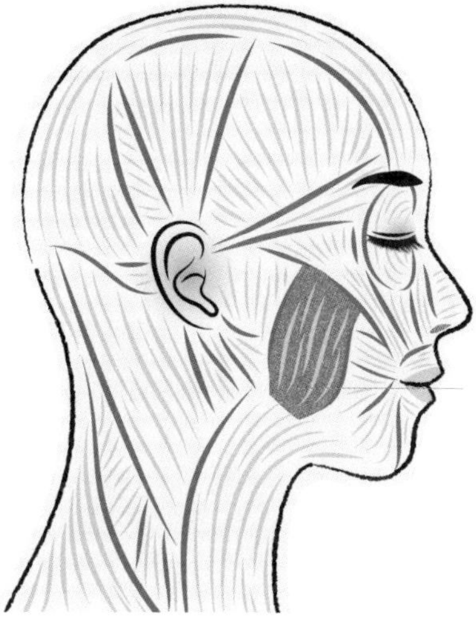

五　角孫開穴，螺旋撥過繞耳部三焦經，翳風開穴。

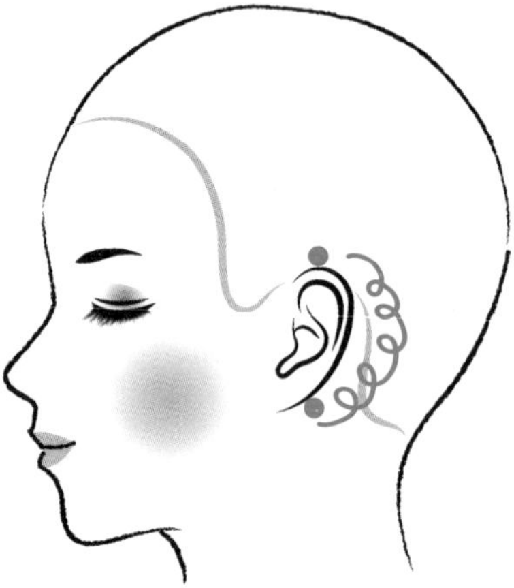

六　倒鉤劃撥冠狀縫。此處頭擨姿勢爲仰臥。
接著拇指沿冠狀縫，由太陽穴往中線推。

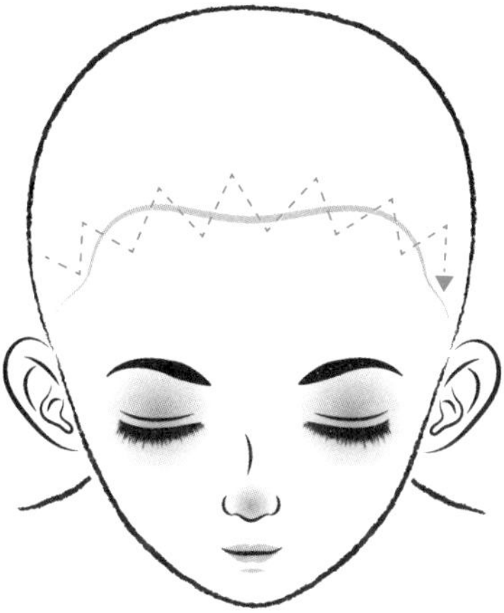

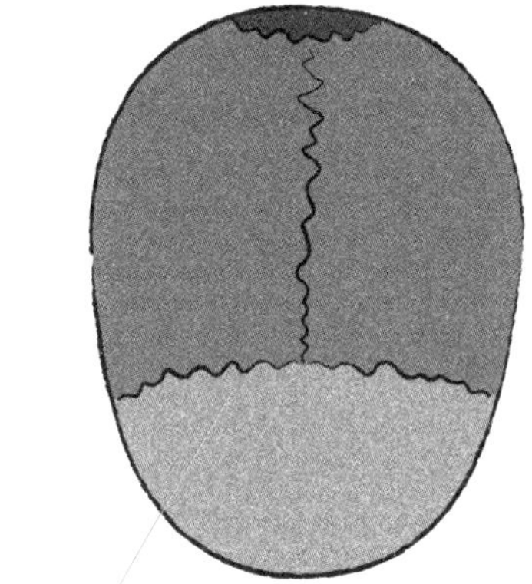

頭頂

七　督脈▼膀胱經▼膽經（自髮際線往百會穴方向摵）。

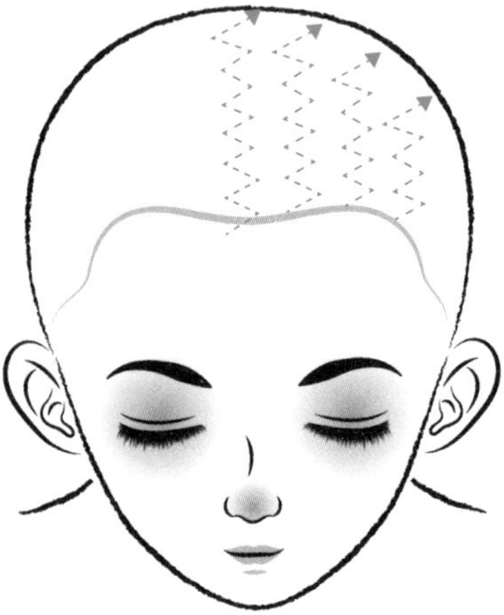

想學「搣」？
實體課程

卷三

安身如詩

無處可逃的自己
有身可歸
有心可逃

天雨

在關係的網中，回望自己，然後了然，這一縷；淺淡無痕的因緣絲線，於自我生命中發生。

落雨無傘是美的
沒人理你是美的
故人陌生是美的
喝藥是美的
要來沒來是美的
牧童智愚都是美的

會有這天
什麼都是美的
恰似孫悟空
含笑抱緊五指山
再不想翻出的那天

二〇二四年六月六日〇時九分

・註：小記穴道導引之後新「發現」

歸來

誰人畏浪。誰人觀浪？誰人衝浪？我
希望自己能一無所畏地前往，在鬆身
安心的路上。

考驗如浪，一波一波
更高更強
這不就人生嗎？
沒選擇載浮載沉的
我，選擇衝浪
練習乘御的心
習慣乘御的身

體脂變少
固執變少
也能欣賞漫天浪潮
無處可逃的自己
有身可歸
有心可逃

二〇二四年七月七日十四時九分

道別

透明的小舟在秋水裏晃
月亮的心事比秋水還藍
大三角格局遼闊了小兒女視野
比密林還濃密的渴望已然歸家
淡淡的眉月在天邊牽掛
命中註定永結天之一涯

如果你認定此生最要的歸宿就是心靈的家，那所有的綿密念想，所有的掛肚牽腸，便都可在心家消融、釋放。

問繪事後素的畫布究竟有多大
飛東西阡陌繫詩情萬古問今生
許心鄉魂路
築心上人家

二〇二四年八月七日十二時五十一分

．註：舟骨，月亮骨，三角骨……可能是小時候讀歌訣養成的習慣，畫著畫著，卻完成一首詩。還是，詩歌原本就無所不在呢？

地球之愛

設若這是人間最遙遠的連理，你敢不敢以此心、此身，一世與地球相許。

你為何如此靜謐 不讓我
絲毫不讓我 感受到你
心深處的轟隆巨響
才無聲地運轉
遙遠又如此契近 緊貼著
我赤裸足心 脈搏著你

億萬世不改的深情 才無情的地心
在這鼓勵跨界 卻劃滿疆界 不允越界 都怕被聲量
洪流 恣意殲滅的時代啊
在這掌握寰宇 卻破碎支離 眞假難辨 人躺平心太
難平 前所未有的世界啊
可容許 今生今日 根氣連理 情牽末世的 你我
自強同履 相愛不息 依然完整
如天行 如四季

二〇二四年八月十八日十一時三十四分

〈成癮〉手札——

似詩非詩，似格言不格，手札之謂

什麼是你今生身後死前，一定、肯定、務必要完成的事。搭蓋在世界的高樓，可以用金錢購得的萬物，不能或許也能拿貨幣交易的愛情，還是非是這些終究帶不走的，只一身，終歸光明抑或幽黯的魄魂。

擁抱自己的靈魂 將神凝定 成癮

鬆柔自己的筋絡 履步虛實 成癮

再想奔赴 先養心治身 成癮

渴飲飢餐 細品深謝 天地的甘美恩賜 成癮

遠了
門外巷側 風波路塵 花花世界裡 再不恨也忘憐
又誰 巧取豪奪 又誰 是非織羅 又誰 渾然漠視
身的糾結衰敗 猶自竊喜 心的面目猙獰
淡了
忘卻喧囂流過
不盡喧嘩 終會流過

二〇二四年八月三十一日十時五十三分

無翼之飛

當星辰與詩篇都長年成知交密友，走在明心鬆身路上的我的情感世界，滋味便無與倫比地豐富起來。

知道我難過那天
星星就特別閃爍
溫柔爲我送來光年之外點點的光
淚水零丁案上扉頁
詩人輕輕喚我舉頭
仰見白雲一臉爛漫無邪無涯笑開

身無飛翼的物種
心有靈犀的宇宙
暮暮朝朝
久長伴我
爲明心鬆身而活
於是舌舐上顎微笑
雲身今日步履
眞氣繚繞幾許
渾然忘卻
天涯寂寞

二〇二四年九月十二日十五時三十二分

經心

那些在心頭流過的幸福喜樂與愁惱憂傷，色澤漸淡、記憶漸遠的時刻，發現想留下的，只有什麼都不必留下的空明月光。

我不想在乎朋友在不在乎我的生死
想只在乎心的古池塘投石一顆也無
想月光無染的皎潔今晚若照見了我
相照如水月的我心苗火已全然滅無

若鏡
死灰
如如
生死一如

二〇二四年十一月一日五時一分

歸家

也許，直到此身形廓支離、不再完整，我才終於能不再追問：你，還在嗎？

想起你
在我即將失去一顆眼睛的晚上
五色令人目盲
忘記你
我用失掉一隻耳朵聽力的時間
五音令人耳聾

最靠近死亡的時刻
心靈重新長出翅膀
供我遨翔

在沒有得到的地方
在沒有失去的地方
栩栩遨翔

吾所以有大患者
為吾有身
及吾無身
吾有何患

二〇二四年十一月一日五時二十五分

端居

我不斷伸手抓漫天彩雲，吾低首護一汪寧靜。

端著一汪湖水活著
寒潭雁過不留形影
端著一汪湖水走著
朝暮風靜縠紋細平
有一隻眼往心裡盯
外面世界漸刷漸淡
漸淡反卻清明投影

愛我所愛也都淡然
如深山泉隱而未見
未見潺潺幽深長遠

餘生

寧願

二〇二四年十一月一日十時五十一分

落子人間

失去才能收穫的醍醐，嘗過；曾被注目的失去，就漸漸不再是失去了。

如果我的身體必須下一次地獄
心靈才能重返不慌不罣不嗔的天堂
就感恩承受吧

死生一次 學會生生
如果我氾濫之情需截去多餘之枝才能
不僵不固 形軀的柔軟彈性

不耗不損 靈魂的豐滿完整
就讓相識微笑者
把我推下山崖吧

絕情谷中 練就情劍

如果完整我的靈魂需要這顆眼
來學會
退藏於密 神宜內斂 閉目養神
便取了吧

我也有過
肢體的胴體的傷口
心神的靈魂的墜落
而今都已 歸位 結痂

人間無法取走的 依舊閃亮

明天明年十年數十年 走的時候
是飛鳥是游魚是沃土是殘枝是天色
還是此生相愛過的 人
來收拾這一小方 刑殘之骸

那時我將
躬身深謝膜拜
眞愛過我的 你
以及這球承載過
包容過接納過 我
的蒼茫 大地

多虧您 多謝您 我眞愛你

二〇二四年十一月三日十一時二十五分

・註：臺南國家圖書館演講翌日。有一種甜，只有心能嘗，以及蘊生過你的地方。

泅泳人間

今晚的夜空，只剩下星星。今晚的人
間，只剩大地與我。

我記得很多父親告訴我的

零星

很久之後
斷續之後
病苦之後
成敗之後

愛別之後
記憶裡
散落 破碎 流浪
滿路 的 零 星
持持續續 悠悠長長
四面八方 拼圖歸位
匯聚眸中 心中
終於緩緩 款款 漫漫 情深地 編綴成一幅
遼闊開展 綻放無涯的
圖畫
畫的名字叫 星　河

晨起我踏著
虛實
分明 的步伐
走過這條天行健
君子以自強不息
的河

今日何日兮

藏身河漢中
星星在腳下
我是銀河系中最最
渺小的一顆星

在湛然死寂裏
初學
燃亮

一時一刻歇息
在世界的課堂
臥躺地球草坪
一朝一暮充電
療癒心身的傷
導引
穴道
疏通過往

不平之處 新添的
糾結與 惆悵
獨立蒼茫 太極拳裏
雲身 在天地間
泅
泳
今夕何夕兮
死亡那天 收起全盤棋子 魂歸星河
無人覆盤 無人知曉
凡人覆盤 便都知曉
平庸如我 有生之年

日日月月 朝暮時刻
如是方圓 都可 逍遙
閃
爍
漫
遊
相
期
渺
雲
漢

二〇二四年十一月四日八時三十八分

詩的生活

或許只有選擇溫柔如詩的生活，才能完成如詩般的鬆柔修鍊。

不像 詩的話就別說了
不像 詩的事就別做了
如果 活著 不甘密匝匝
蟻排兵 蜂釀蜜 蠅爭血
就活成首 詩 在天地間
如水涓流 如雲輕盈
如風動人 如山靜謐

如此簡約 餘情

留白

養氣

浩然 於

難得人間

天

地

之間

二〇二四年十一月十四日五時五十二分

七日之約

你想在七天裏擁有一輩子的璀璨光明？還是過盡一輩子回望，只活出屈指七天的意義。

晝夜之間
如白晝之月
如黯夜之日
是誰豎著耳朵
數我跫音
無需貼近

了我今夕何夕落一拍的
心跳 音頻

隱隱然 是誰
在無法窮極的雲端之頂
提點我

隱隱然 赤嬰
在哭號落地的肇始之初
呼喚我

別說
別再說
海天之涯
有我無法割捨的

一人寂寞

如果上帝創造天地含你我只要六日
如果日鑿一竅教渾沌致死只要七日
好不好接下來七天
不視不聽
耳目內通
塊然獨立
張弓滿弦
回到 生的起點

二〇二四年十一月十六日十二時五十二分

虛實步

哪天我們相問起，你與大地之間的關係，進展得怎麼樣了？

像不斷練習對大地的
親吻如何溫柔更溫柔
像不斷體貼想更貼近
大地的心跳傾聽得見
最遙遠
但仍然能與我

相感應相契近的地心

（眞愛上了）

直到
近無可近
契無可契
最遙遠的距離才能造就
飽和的回響共鳴與張力
無邊無際
無邊無際
無邊無際
共享

這唯獨
地心與我心
才允知道的
秘密

二〇二四年十一月十六日十四時二十八分

・註：送給所有已經與即將與我一起鍛鍊的朋友。

向死而生

人多迷戀生人的世界活著，誰獨望向盡頭的死而活著。此間水深火熱、雲湧風起，眾人陷溺其間無邊苦海；我卻欲藉水火風雲，鍊就一身鬆柔。

有一個吾 必須死去
有一個我 才能重生
在火裡 水裡
煅骨成鋼 大浸不溺
在雲裡 風裡
身如雲似 風荷搖曳

死生淬煉中

履蒼茫大地

莫道獨行

眸中有你

不遠處

步履虛實 依稀

二〇二四年十一月二十三日十九時三十七分

訣別抄 其三・兼誌對折今生於乙巳生日

——越此一線，死而復生。

選在 某年某月的某一
天 對折今生一條虛線
線之前 餵養生命的資糧 留下
線之前（若有）耕出幾稀黃橙橙紅通通的
果實 風乾 留下
線之前（若曾）用極其偷懶的步伐邁出少之又少
的里程 也

一臉羞紅地 留下
然後留下 人海中難得相遇的 眞誠 不俗 共鳴 與
善良（了無害人之心） 從此
稍懈 臨淵履薄 的步伐

一越此線

周重抓 生重啟
光陰彌貴 分秒必珍
就緩步前走 別再回頭
就寬心前走 別再回頭
就飲半杯 忘川吟釀
忘卻 前走 不再回頭

二〇二四年十一月二十四日十二時六分

想跟你說

走
在鬆柔的路上 我有著
天天都得以兌現的 夢
想 就像
農夫 巡田水的時候 看

後來發現，每日一巡周身田水，餐後千步步履虛實，是我一天最重要的事。是我本月最重要的事。恐也是我今生，最重要的事。

得見 哪邊缺水
給 哪邊補水
一樣

每每 因導引 觸覺
此個穴道 附近 糾結
彼個穴道 周邊 僵硬
再來 收緊 放鬆
反覆 放鬆 收緊

鬆開了唷
拉伸了唷
延展了唷
空間變寬了唷

幅度變大了唷

緣此 那些因爲 僵硬
糾結 而生的病 因爲
生病 而導致的 糾結
僵硬 一 起 漸 漸
一起快速 (比起曾經
一天天變僵硬糾結
的時間) 被 療 癒

自 鬆 開

還有 心 因爲身體
被 鬆 開 而 變 鬆 柔
就像

鬆開的土壤
故能容受 更多種類
品相 落地於斯的種子
（像這世界各種各類各色各樣的人）
生根抽芽
（像 交會 只是走過的 會再見面的
會被某種關係定義描述的 一個人 兩個人
眾多人啊）
枝椏綻開或不開出花
（與之發生影響的 單向 雙向 又或
者給予 正面 或 負面影響的人呀）

心 無論樹靈 花心 人心
緣此 遼闊 溫柔
倍添 遼闊 溫柔

而究竟我 是不是 不
夠 愛你

最近我常 這麼自省
才沒告訴你 穴道
才沒引薦你 導引
才沒費神用心 手把手
教會深愛的你 生活中
步步太極 每一舉動
實習 習慣 輕靈

到能 輕 鬆 靈 活
下次再見 極想 超想
不害羞不怕誤會打開
心房說予你聽就當是
今生相遇的最後一次
一場無悔而值得記念
的 紀念
以此授受 以此盟約
一個人與另一個人
之間 最爲
契近的 相遇

二〇二四年十一月二十五日十時二十五分

誰聽地心

一心一意傾聽地心的時候，我便能把你給忘了。

地心是熔岩還是冰
若虔誠以萬步虛實
腳底湧泉何日
浩浩湯湯能到
最遙遠的地心探詢
我心是熔岩還是冰

熔岩是無刻停止的
怦然
冰則舉世渾然相忘
漠然

我心是熔岩也是冰
想你的時候是熔岩
忘了你的時候是冰

二〇二四年十一月二十六日五時三十

平安夢

你的夢是無聲的嗎
我的夢是
只有你坐在書案前
淺淺地 淺淺地
對我微笑
你的夢是黑白的嗎

我漸漸收回所有向外等待的夢，只留向內的追尋。我漸漸省下所有對外革命與鬥爭的氣力，只奮鬥於心的堅強、豐滿與光明。

但心湖並不是死寂靜止的，仍有觸動的、感恩的淚，不時滑落。

我的夢是

悠悠天地之間
有一種不是潑墨
無法渲染揮灑的
胸中塊壘

你的夢是彩色的嗎
我的夢曾經是

那是一個好大好大
斷崖邊上的 草原
彩霞滿天 跟一隻
好傻且身手不凡的
豹

用盡全部力氣比武般
打了一架

但我不做彩色的夢很久了
不跟外在世界打架很久了
不做彩色或黑白的夢
都很久了

夢裡 只留一滴淚
落在神凝的心湖上
沒有悲　傷

二〇二四年十一月二十六日八時四十分

夢醒時分

餘生金貴，我想帶走永恆。其餘都是浪費。

如果在人間要留一個身分
那就情人吧
爹爹的小情人
娘親的小情人
報恩於愛我的手足 還有
披星戴月一路
沒有氣我 棄我 而去的你

如果在人間要留一個身分
那就詩人吧
身後什麼都不必 也不能 留下
就帶走
一件乾淨的靈魂
一顆真摯如初的心

那晚 將同 今晚
澄澈 清明
長河無聲
夢迴無聲
你　無聲
我　無聲

那曉　將同　今曉
不覺　冬眠　春眠
曉星無聲
醒夢無聲

只留

夢裡
天眞

二〇二四年十一月二十七日八時五十分

神思

就在剛醒尚未有念頭那晌，是誰趁將
如夜詩句，灑落在我心頭之上。

我不是靈感的　小偸
是發放之神選了　我
晨起還沒要起　就喝
半盞茶的時間　一盞
兩盞　三盞　靈感之泉
如雨之落　如泉之湧
甘露之落　醍醐之湧

所以要回去睡的時間
就此拖　延　後　延
但我喜歡這樣的　厚顏
時光　凝望晨曦與詩
偶爾頑皮　小童一樣躲
在　棉被的夜空裡　看
煙火漫天
綻放
因此　勃勃歡喜　也更
深深　感謝感幸　明日
骷髏之身還活著　以
掬詩　如裝盛

午時 端陽
雨水 傾盆
笑開的 臉
仰天 活著

二〇二四年十一月二十七日十二時五十二分

一個人的感恩節

如果行走在荒野的四足獸命定只能留
下一足，那你要留下的是哪一隻？

幕起
四腳凳獨立一隻
（當我的亦父亦師
初見我的太老師）
「這就是太極拳」

小聰明小小的時候
聽故事傻傻搶答：
「不雙重 重心在一隻腳」
（父親莞爾）

「是 名不要 利不要
命不要
則太極拳成已」

於是我用半生的時間
在難以騰空的三隻腳上徘徊
（可能還在意著消散不了的第四隻 第五隻）
知了知了
知了知了

知了知了
不要 不是沿街拋丟
不要 不是非法擁有
不要是 休那麼在意
不要是 越來越淡了
不要是　可有亦可無
不要是　一點不執著
是日出月落朝朝暮暮
自強不息的
功夫
夏秋裏蟬聲又來
知

了
知
了
獨留 不解
不知如何 忘卻
這 維繫生命的
命一條
於是際遇將我幻化成
被刺傷右眼的十兵衛
才會想要速速護持住
右眼以外的 周身
就在寬緩的虛實步裏
養眞陽之氣滋生速速

朝暮導引穴道巡田水

鬆開（含右眼周邊）

通體 的 鬆柔

更加 鬆柔

莊周早說 徇耳目內通

閉目 前所未有

養神 前所未有

向外的門戶 關起 前所未有

除草 向心

（孟子的茅塞 莊子的蓬蒿 數莖幾叢無一例外）

或不除草而植栽

（植栽心存感謝 謝親恩 謝師恩 謝所蒙受諸恩 含天地人三才）

持恆照看
關注此 心 滿滿
或 至少一分
其他
淡淡地看雲飄過
更淡地隨其去留
感恩重逢
丟棄到頭 方得
前所未有
找到 拾回的 是

吾
這眞正的自己啊
餘生且時刻
心注心
用心關懷 你
心對心
緊緊擁抱 你
幕落
死而未已

二〇二四年十一月二十八日十時五十三分

平安線

生命中有條細細柔柔舒適安穩的紅線，輕輕隱隱護衛著我脈動的禁區。

立下界線
我立下的界線
不是在我與人之間
是在 我的心 與 心之外
心向內 秒秒
盯住那條護衛的線

用心 把心護衛好

擁抱 她 的時候

請你很輕

敲門的時候

也別太用力太焦急

她 醉心 靜好安和寧定

但是啊

你失控也沒關係

不禮貌也沒關係

有一件隱形斗篷我隨時可以爲她 穿上

還有一把經得起颶風的獵人專用傘

爲她 屏蔽風雨

卽便稀有殘暴物種嵌合蟻出現 也沒關係

心的平安線
已然立下
溫柔的領域
風暴的禁區

這條莊子哥哥
仲景爺爺還有我摯愛的父親
在悠長的日子裡送給我的紅線

今天是感恩節
我用東方的
珍貴無比的
平安線一條

致贈給
願意費時
與我相望的你

二〇二四年十一月二十八日十一時四十七分

七日來復

原來，洗心革面，脫胎換骨，只要七天。

七日來復
懇請讓我騰出七天
回到我
生命的第一個昨天
在母腹中渾沌未明
陰陽氣行任督相濟

雲騰周流心氣太和
至虛守神 的 完整
凝淨

懇請讓我騰出七天
回到我

生命的第一個昨天

那時視聽嗅味尚未
開啟執著朝向關於
你的一切 的 方向
無限追逐延展 而
不知閉闔
無窮張望遐想 而

不知　歸藏　德全
明明
懇請讓我騰出七天
回到我
生命的第一個昨天

且讓我重新開始
且由我從心開始
且容我以心引領　善養
氣的充沛剛正　與　溫柔

然後展翅與你
南山南
　　北溟北

心繾綣
意偕行
氣磅礡
與共
天遼
地闊

二〇二四年十一月三十日十七時五十五分

重返

是否能接受愛的，才能給愛？

如果我的心 能歸零
重來 想
透明如赤子
天眞如嬰孩
如果我的記憶 能歸零
重來 不想

忘記 你 記得的
記得 你 忘記的
常保 兩相
暢懷

如果送出的禮物 能
歸零重來
請你留下所有
我會收回所有
閃爍的星空
點滴的無奈
如果今天 能收回昨晚
重來 請不要動

就這樣吧
這樣我才走得進
七日 無鑿 無竅
混沌重返的
好夢
裡
告別該死的
愁惱與悲哀

二〇二四年十二月一日八時二十分

詩靈捕手追記

且讓我匍匐於地，深深作揖，靈感之神啊，感恩您選擇了我。

並未起心動念　要爲你
寫一首詩　只是夜裡　當
念頭　心緒　都跟最空的
天空一樣空的時候　便
有顆星　在澄澈如水的
夜裡　如　初見

升起

那如果 你依然 要我
對我 寫過的詩
爲你 動過的心
負上全責

小廝如我　也只能做出
這樣的賠償　彎下腰身
齊眉雙手　給您　獻上
這單薄一冊　可這單薄
一冊啊 是

看似　僅只夏冬一年
其實　用盡春秋一生

隻身躺在世界大草原
在除去蓬飛倒空己心
的無數四季裏　終於
初現 眉心的一點
攝影 之眼
才能爲您捕捉到無限安靜的無窮閃耀的
銀河西落

二〇二四年十二月九日十一時二分

坐忘

我不追逐的，離我遠了。唯深情真愛，方寸之間。

天上沒有月亮
碧海不見星光
北斗在眉心寂寂不動
南十字一團幽微冉冉
薈萃在此地如如彼方
當彼方被遺忘在彼方

任金流樓高喧囂攘攘

誰獨享

三潭映月投照

此身天地之間

款款緩緩

氣息周流

只守一汪

不急不懶

深情眞愛

方寸之間

起身回眸

不能留你一人孤身
業海浮沉大浪頭裡
便也暫時
住我心房

二〇二四年十二月十日六時四十四分

冬至寫心

我以為的自己的顏色，果真是我永恆的顏色？我以為的自己的聲音，果真是我永恆的聲音？當生命退潮，年華不再，可仍有碩果如紅日，朝朝躍升在海平面的彼方。

我聽見自己沒聽過的自
己的聲音
我譜寫自己沒譜寫過的
生命光景
我體悟自己沒體悟過的
赤子心情
只說越接近你越歸返我

生命前所未有的
絕美之境
潺流語默如晤的
每寸光陰

也有前所未現的怔忡在
夢的縫隙中若現若隱
是悲欣交集的
心田一畝

問 如此絕美的過程啊
是否還允我生命
在暮春三月爭發
共九秋紅葉飄零

當赤心最赤
值紅葉最紅
時
凋零

二〇二四年十二月二十一日十八時八分

卷四

鬆柔最是太極拳——

回溯虛實步的前身

分明虛實鬆柔身——

如何將太極拳化為步履

鬆柔最是太極拳

——須從整體掌握局部．回溯虛實步的前身

眞傳在「拳經」

真傳都在拳經。能不能承襲真傳，全看對拳經的解讀。二〇二四年，我重新細讀了一回拳經，在此把最新的體會分享予各位。

為什麼太極拳能讓人放鬆呢？這其實與太極拳對「神」、「心」和「意」的重視密切相關。一般來說，我們很少把這些概念與體育活動聯繫在一起，但在太極拳中，它們卻是修鍊的核心所在。

先在心，後在身

明．王宗岳〈十三勢行功心解〉：「先在心，後在身」。

指出練太極拳最優先的第一性原理即是你的心。不僅是時間上的首要、優先，也是作用機序裡的優先。如果心的功夫沒做好，如果不去正視這個問題，身體怎麼操作都沒有用，其實就是練白功而已。

心爲令

明．王宗岳〈十三勢行功心解〉：「心為令」。

說「心」有直接的作用機序，能夠下命令。下命令給誰呢？答案是「氣」。〈十三勢行功心解〉中又說「以心行氣」。這是拳經裡十分重要的概念。是心下命令，來使氣行走——也就是接受命令的受詞是「氣」。我們就可以瞭解「心」和「氣」的主、被動關係。心是主動的；氣是被動的、不是自己能自由往何處移動的。因此養氣的功夫並不是直接落在「氣」上養氣，而是透過「心」來養，因為心是唯一能給氣下命令的主體。因此心，實在太重要了！

意氣君來骨肉臣

明・王宗岳〈十三勢歌〉：「意氣君來骨肉臣」。

接著看在人體內作用機序的位階。「君」是下命令的，「臣」則是接受命令並且執行的角色。理解君臣關係的同時，要注意其論字，也就是討論的範圍為何。

如果論字為意氣連同骨肉，那麼將「意氣」與「骨肉」對立來看，則骨肉是被意氣所支配的。這裡的「意」就是你的「心之所之」。在此心「意」與「氣」，聯合組成了君的層級，骨肉則為臣屬。

可是一旦論字變小，論字只剩餘意與氣，那麼當意、氣二元相對的時候，意就是君，而氣就變成臣。

綜上所述，心意，不僅只是君、臣結構中的「君」，即便在意、氣共同組成的君的層級中，心意，仍是君中之君。這樣的位階結構，正凸顯了心意，在人體內作用機制中，至為核心的地位。

練太極拳如果不在心神上下功夫，那是不可能練成的。難怪小時候父親對我說：「你還這麼輕易生氣，不可能練成太極拳。」就是這個原因。這幾年我在江湖遇到有人真的把太極拳的形打得不錯，肌肉狀況也良好，可是卻完全沒有任何真功夫，尚無氣、勁可言，甚至於手腳冰冷、寒天畏寒、暑天怕熱，練之久年，究竟為何？後來偶然得知此人脾氣火暴易怒。所以需強調再三：練拳，第一個要改變的，就是心的狀況。

神舒體淨，刻刻在心

明．王宗岳〈十三勢行功心解〉：「神舒體淨，刻刻在心」。

瞭解了心的優先性，它居於領導、主導、主動的地位，接著要談心何以在功夫意義上具備如此優先性。拳經說：要讓精神保持舒爽，「神」在這裡指的就是靈魂，就是形神合一的那個「神」；同時身體要感覺清爽潔淨，這種「乾淨」不僅只是外在的清潔，趨近於香皮囊而非臭皮囊，更是內在並無風寒濕熱諸邪客留，將屆或已然通體純陽，全身充滿真陽之氣。

要怎麼辦到「刻刻在心」呢？我以前從沒有特別在意「刻刻」二字的深意，但最近鍊功時深刻體會到，真的要時時刻刻意養成用「心」來帶動姿勢動作的習慣。比方說，實腳要往地心抓，頭頂要往天花板拉，而這些動作都是心神在引導。也就是說，從功夫的角度來看，要時時刻刻保持專注於恪守諸般原則。那麼如果每天練習虛實步一個小時，就等同用一個小時專門鍛鍊「養心」的功夫，自然就容易培養出新的心靈習慣。

氣以直養而無害

明．王宗岳〈十三勢行功心解〉：「氣以直養而無害」。

講述心在功夫中的優先地位之後，我認為練功先清楚禁忌為何非常重要，以免走向修鍊的誤區。什麼叫誤區呢？小時候我練太極拳，第一次在手指間感覺到氣流的時候，興奮地跟父親說：「爸，我現在手指上有氣！」父親卻只是淡淡地說：「不要理會。」從那時起，我對氣感就刻意不去在意。與此相比，很多人一旦感覺到氣，便執著而一直去注意，最後可能導致走火入魔。所以，真正的關鍵在於，到底什麼叫直養的修鍊？什麼叫無害的修鍊？又如何避免進入修鍊的誤區？

全身意在精神，不在氣，在氣則滯

明．王宗岳〈十三勢行功心解〉：「全身意在精神，不在氣，在氣則滯」。

拳經這句話的意思是，要將全部注意力放在自己精神狀態的維護上。至於應該關注精神狀態的哪些面向，等一下會具體地說。先說千萬不要執著於「氣」，一旦過度關注，氣就會不流暢、不平和，就會影響修鍊的效果。我大學時真的遇到一位練氣功的學妹，她整天留意著氣的走位、運行，搞到後來沒辦法入睡，或者睡眠總是中斷。我問她為什麼？她說總是關注著氣在她身體裡如何運行，某晚感覺氣從小臂要走到手大臂，因為有個九十度的彎角，所以過不去，很不舒服，就必須起身動一動，躺下改變睡姿才能再次入睡。這個例子告訴我們，絕對不能執著氣、關注著氣，即使有了氣，也要刻意不要在乎它。以免讓氣不依循正常渠道而行，渠道未滿、渠道不走，已然四處走火，甚至走火入魔，上醫難醫。別忘了至要關鍵，該守的是心。

上述可說是在人體周身輪廓之內，心於周身地位，與由心到氣作用機序的理解，以及該當恪守的治心養氣原則。接著就來到不只個人日常、個人打拳套，也包括對敵之時。

凡此皆是意，不在外面

宋．張三丰〈太極拳論〉：「凡此皆是意，不在外面」。

對敵同打拳套的時候一樣，太極拳的核心功夫在於，你有沒有把你的心、你的意守好，而不是把注意力放在敵人身上、放到外面世界。這個道理，在自處時很容易理解，可是在對敵的時候，要如何還能做到「凡此皆是意」？

諸君看過《獵人》這部二十年前的動畫嗎？我最近剛好在看。小時候我讀父親《我所認識的太極拳》這本書時，最難理解的就是最後關於「意」的部分。只知要達到太極拳的最高境界，必須修鍊意。《獵人》裡有多場決鬥可見極為類似的修行、提到極為類似的觀念：「如果還沒修鍊你的念，就不要講你有功夫。」跟人決鬥時，一旦你沒有守著內在的意，真陽之氣的保護層、擴充層，即刻會出問題。此等「守在裡面」的功夫，不管自處或對敵，都是至關重要、不可須臾捨離的。

舉一個太極生活化的例子。不是對敵，而是面對眾人。比方我演講的時候，曾經有時候很流暢、有時會吃螺絲。後來我發現，只要在演講的同時，留一分、甚至僅零點五分的注意在胴體中的一點，如膻中穴，演講過程就流暢自然而不會吃螺絲。這就可見「凡此皆是意」的重要了——我儘量隨時隨處留一些些意，守護著我自己。

接下來具體描述「意」到底要怎麼守？

神如捕鼠之貓

明．王宗岳：〈十三勢行功心解〉：「神如捕鼠之貓」。

太極拳絕對是武術，是可據之與人對戰的武道。那麼無論對敵或自處時的「意」，到底要捶鍊成怎樣的狀態呢？拳經裡說「神如捕鼠之貓」，對敵時的專注力應該像貓兒捕鼠一般，全神貫注於一個點。作為養貓的人，我經常觀察到這樣的情景：當窗外有鳥飛過，會看到家中正坐立窗臺的五隻貓，隨即跟著甩頭、只為持續專注地盯著那隻飛鳥（不知貓兒是否也懂得在自己身上留幾分在意，但習拳者則必須）。對敵之「意」，也必須如此。

可能你覺得：我又不跟人打架，學這個對外的心法有什麼用？其實，這些功夫在日常生活中也非常實用。就像剛才說的，講話如果想要講得更流暢，就留一點意在膻中。同樣的，去上課或參加會議，不說話的時候，一樣可以看著外在世界的某一點，就像貓盯著老鼠那樣專注；但同時還是留一點「意」，守護著自己的膻中、印堂或關元。平時在外，我多半會選擇守膻中，這樣不顯得怪異，較不引人注意。

「神如捕鼠之貓」，道出莊子所謂「神凝」的靜定專注之道，是讓你心神凝定專注的不二法門。

勁斷意不斷

明．王宗岳〈十三勢行功心解〉：「勁斷意不斷」。

這句話描述的是已經鍊成太極勁的人。比方說你已然把一個人打飛倒地，之後表面看來你的勁好像斷了，但你的意其實還沒有斷。這種屬於高階功夫境界的內容，就暫時如此簡單理解即可。但我們已然知道，「意」在對外之餘，仍需留些守住自己，這可以是永無止息的保住一身安適的靜定功夫。

內固精神

宋．張三丰〈太極拳論〉：「神宜內斂」。

明．王宗岳〈十三勢行功心解〉：「內固精神」。

接下來非常重要的是自身持恆的心神功夫。我們可能會說一個人「心神不凝、不定」，則與之相對的就是「固」。那麼，到底如何可能「固」？要怎樣做到「固」？

璧名今年九月中眼睛受傷，最大的進展就是對於「神宜內斂」的理解。以前以為我有在實踐，但這回眼睛受傷讓我發現原本的我根本不能算在實踐。受傷之後當我每往前看，眼前就有條像很粗的鐵線垂落下來。尤其走進伸手不見五指的更衣間，竟有電光如流星自眼周一波又一波如圓弧劃過。

因為很不想看到，我就把注意力往內收回來一點，再收回來一點。慢慢地，我開始致力於如何能讓一己忘卻那些異常的存在，發現怎麼做有效後，幾乎整天都留意著，儘量讓受傷那眼，處在睜眼與閉眼的神凝之間。眼神，真的是非常內斂的。渴望有沒有可能再次睜眼、閉眼時，所有眼前不該有的線條、黯夜裡的亂光，都能消散不見。即使眼科醫師已檢驗告知，是玻璃體的老化，有去無回。

於是我在練習虛實步時，比以前更深度內化地做「神宜內斂」，兩天後虛實步走罷，再全開眼睛的時候，所有的亂光跟不該有的線條真的都消失了。這讓我領會自己過往的「神宜內斂」做得實在不夠徹底。

其次，也許透過精華外露，能更好地說明什麼是神宜內斂。當你看到一個人眼神的光芒就這樣彷彿全然投注在你身上，這用武林術語叫做精華外露，精華外露的人功夫絕對不是很高。真正的高手自然是「神宜內斂」的。神宜內斂和精華外露，是二元對立的概念，也是二元對立的生命實相。

尾閭中正神貫頂

明．王宗岳〈十三勢歌〉：「尾閭中正神貫頂」。

剛講到精神要內斂，眼神不要百分百對外，要收回來一點。可是我們的心神究竟要如何內固，如何內斂，要內斂到哪裡？這時候「神貫頂」中的「貫頂」二字，便提供一個非常重要的方法。就是你把注意力放在你的頭頂，甚至是貫穿巔頂地無限往天空延伸。就像舞蹈老師在教學時會提醒舞者，可能女舞者只有一五〇公分，可是老師要她想像在跳這支舞的自己有一八〇公分高。於是旁觀者馬上都覺得女舞者身高變高了，這就是類似「神貫頂」的作為。現下在座中或站立的你，也可以試試，立馬揮別萎靡的脊椎。

精神能提得起

明．王宗岳〈十三勢行功心解〉：「精神能提得起」。

「神貫頂」若換個說法，就是「精神能提得起」。請各位就想像你的頭頂此時此刻要長高一點。發現了沒有？雖然這是一個意識的活動，由意識帶領、由意識下令，但會造就姿勢形體的趨勢，你的頭因此會往上，胴體也會向上拉伸，或者身體的一個又一個穴道，都將在意識的帶領下，去完成動作姿勢。

倘你在打拳的時候，你的左右肩膀或左右手不一樣高。有人指出，你答：這是因為我在放空。那這所謂放空，就是精神沒有內斂到必須注意的地方。比方你沒有去注意，頭頂要無限往上延伸。試問一個原本雙肩有些微前傾，或明顯駝背的人，不加以注意怎麼可能愈來愈能做到「頂頭懸」？

頂頭懸

明．王宗岳〈十三勢歌〉：「頂頭懸」。

頂頭懸，是太極拳非常著名的詞彙。如果用哲學的語言，意識是「能」，頭是「所」；意識是主動，頭是被動。那麼是因為有我的意識，持續命令頭要往上、要往上、再往上，頭要維持這樣、維持這樣、持續維持這樣，就是頭要不用力或說用能帶動此舉的最小力氣，持續地輕輕往上提、維持往上提。須意識如此，才能引導、命令姿勢持續如此、保持如此、維持如此。

相信透過這個段落的反覆講解，以後通三關前的你，就不會在打拳的時候放空，那可是偷懶。你很清楚地知道，這是一具經由意識才有辦法主宰的身體。你的意識怎麼達成，透過身體你方能悟道。如此一來，你就能明白為什麼太極拳這麼重視心。小時候聽父親說「太極拳是心路」，當時我不是很懂，可是時至今日我對太極拳的理解和體悟，深覺「心」太重要了。除卻此「心」，哪裡還有太極拳！

滿身輕利頂頭懸

宋．張三丰〈太極拳論〉：「一舉動周身俱要輕靈」。

明．王宗岳〈十三勢歌〉：「滿身輕利頂頭懸」。

太極拳要達到的目標，就是「一舉動周身俱要輕靈」，渴望獲得的成效，就是「滿身輕利」，全身超輕鬆靈活，很是利索。這可說是太極拳最初與最終的追求。

那要怎麼達成呢？是靠「頂頭懸」完成的，就是靠這樣的意識、這樣的姿勢完成的。當你能刻刻留心、持恆地養成習慣，定能收穫這樣的功效。如果有人能「滿身輕利」、「周身輕靈」，代表他所擁有的絕對不只是身體感的感覺，還有飽含水分的肌筋膜的彈性、一定質量的真陽之氣。同時在這最理想的意識所引領的姿勢之下，無論你在乎的是臟腑、氣血循環、筋絡骨骼、肌肉膚況，通通都受到照顧了。

說到這裡已然明白，我們的「神．心．意」，我們的用心與意識，在太極拳此一拳法的武道中，在太極生活化的踐履中，是扮演著多麼重要的角色，這就是太極拳最核心的要訣。

接下來講靜態的、常態的站立，何為理想的站？而所有站立的功夫，上半身的陶養，都同時適用於坐。

立如平準．立身須中正安舒

明．王宗岳〈太極拳論〉：「立如平準」。

王宗岳〈十三勢行功心解〉：「立身須中正安舒」。

我們要問的是，在概念上的平準和中正，該如何操作在具體的身體上，又要如何在鍛鍊的功夫中落實？這其實含括兩個層級的問題。

我相信學過皮拉提斯的人會說是「身體中心線」的平準中正，學過嬋柔的人會說是身體「第五條線」延展下的平準中正。可是就我一個重度脊椎側彎的人不得不然對平準中正的深度探討，除了「身體中心線」與「第五條線」，還有一樣重要的由骨盆的兩個髂骨、兩個髂前上棘所連成的一線，是否水平？繼而巡視身體的縱軸線和水平線，是否同十字架般呈直角相交？也就是說，平準中正，同時可具備水平線和縱軸線的雙重要求。

命意源頭在腰際

明．王宗岳〈十三勢歌〉：「命意源頭在腰際」。

太極拳對於胴體的要求是什麼，注意力放在哪裡？

「命意源頭在腰際」，打拳時我們的腰一啟動——胴體的圓軸可視為腰。就物理的身體而言，由於頸椎、胸椎、腰椎的功能不同，因此椎體形狀和小關節面的方向不同，於是旋轉的角度也就各異。頸椎可以左右旋轉七十—九十度、胸椎大約是四十—四十五度，但是腰椎能夠旋轉的角度就很小了，大約只有五度。而這裡會說腰，而不說胸，一方面與督脈循行位置相互重疊的脊椎或者督脈，概可以腰來代稱；一方面許因腰，和東方身體認知中係屬能量源頭的丹田所在位置，較為契近的緣故。一旦把注意力留守於腰際，需要「緣督以為經」守護著的督脈，與可神凝於此的臍下四指幅左右位置的丹田，居此中軸心樞紐關鍵位置，好像就可一併關注掌握了。但學過一點太極拳概念的人一定知道，腰、整條脊椎或說督脈開始轉動，其它手、腳、身體各個部位，包括眼神，才能隨之而轉。且這樣的注意，更非只是說說或一次性留點神而已，看下一句。

刻刻留心在腰間

明．王宗岳〈十三勢歌〉：「刻刻留心在腰間」。

我們說腰先動，其它身體部位才能跟著動，這是功夫次序上的先。而腰，且是貫串並超越時間，居存在具體空間中的有機體甚至要樞紐地位的先。也就是說，腰的主導軸心地位不僅一開始要注意，且隨時都要注意。

腰如車軸

明．王宗岳〈十三勢行功心解〉：「腰如車軸」、「腰為纛」。

那要注意什麼呢？不分動靜，都要注意腰就像車輪中間的車軸，一個恆定的軸心。《老子．十一章》說：「三十輻，共一轂，當其無，有車之用。」車輪有三十根橫輻共用一個車軸。這個車軸雖然是空的，可是輪子因此才能滾動。人體的腰也是車軸，不動有不動之用，動有動之用。不動的時候是身體的中心線、是第五條線、是中軸。可是動的時候不僅止於此，「腰為纛」，全身以它為主、為統帥，就像軍隊的大旗揮到這裡，所有的小兵就跟過去——腰動了，其它身體部位才能走。這就是腰與身體其它部位的關係。

靜如山岳

明．王宗岳〈十三勢行功心解〉：「靜如山岳」。

當你靜坐的時候，不動如山，「靜如山岳」。除了呼吸，姿勢、肌肉、骨骼等，全身都不動了。尤其重要的脊椎——就像大自然裡有山，才有依傍的川流環繞。你的身體有脊椎這樣堅定且強韌不移的支撐，其它部位才能像流水一樣依偎蜿蜒其側，如此才得以丟掉、放下拙力，而成輕靈鬆柔。所以說腰際，無論在靜、動之間，都是非常重要的功夫樞紐。能如此坐，則久坐之弊當可減到最少。

其根在腳

宋．張三丰〈太極拳論〉：「其根在腳」。

身體中軸，不僅體現腰作為軸心或樞紐的意義，於此同時，也是「神貫頂」（明．王宗岳〈十三勢歌〉）與「頂頭懸」（明．王宗岳〈十三勢歌〉）能實踐到位的必要條件。

那麼腳呢？拳經說：「其根在腳」。大家知道兩個點需要朝相反方向拉伸，才能延展。所以當啟動處是腰際，支點的一端是頭；那麼另一端，肯定就是腳了。

當你只是落在地上站著，比起你覺得有個力量像長之又長、長到無限延伸向地心的根，往地上牢牢扎去，腳底板的感受、整個身體的感覺，將大不同。根一深扎，當下自然就讓整個人都高了起來。於是你發現不這麼在意著的自己，那時的脊椎竟然是荒廢、怠惰的。一旦整個人在中軸延展中動起來，動的還不只向下扎根的腳趾、腳踝，還有距丹田不遠的腰際的旋轉軸心，以及順此上行的風池、風府，無一不是往上提的，整個是連動的。

這樣的概念，也能落實在行動中，即便身體在行走或是跑步略微曲身中，還是自覺有那麼一線始終存在。這條虛輕的中軸線，主要講的就是身體中心那條軸線，也就是「緣督以為經」（《莊子．養生主》）的「經」。

「緣督以為經」的經線不是鐵線，那麼究竟要如何鍊就風一樣的延展、蠶絲一樣的溫柔——僵硬與鬆柔，衰老與嬰孩，生與死的轉折點、柔弱與堅強的關鍵處，盡在此中。

到這裡，已經點明立身的中正和平準之要，是「其根在腳」、「腰如車軸」。這是身體靜態的、常態的站立或端坐，不想愈趨僵硬糾結，想日益輕鬆靈活，一定要恪守的生活太極化的原則。

人存於世，隨著年華老大，想驅趕黑暗陰霾，掃除風寒濕邪，不免愈顯吃力。可一旦懂得如何把此身的燈點亮，打開窗，走出房，曬太陽，則無需驅趕，黑暗已不知去向。這正是傳統醫學療法中「扶正」的重要所在。這也是體育武道中鍊就「真陽之氣」不可或缺之所以。是故太極宗師可以在雪地裡穿薄衫而耐寒；於是疫情期間出門前，你我只要虛實步一刻片時，都能讓衛氣包覆體表滿滿。

而當我們願意將太極拳化為走路的日常，則風寒濕熱的消散，真陽之氣的積累，盡在虛實分明、陰陽移轉的曼妙步履之間。

邁步如貓行

明．王宗岳〈十三勢行功心解〉：「邁步如貓行」。

這裡提到「邁步」，表示太極拳的腳步已非雙重的起勢、十字手，而是進入動態狀態，開始走動、步行。太極拳是以「一舉動周身俱要輕靈」（宋．張三丰〈太極拳論〉）這句話為鵠的的引導下鍛鍊修行的。如同學習貓兒走路一般，腳步輕盈而靈活。於是我們想像自己的腳每一落地，都像貓一樣憑藉柔軟的肉墊著地，腳步自然會變輕。太老師鄭曼青先生曾用駱駝的意象說明，「行如沙漠走駱駝」，行走時也可以想像自己就像駱駝的腳踩在沙漠中，未明沙之深淺，故落腳很輕。

至於怎麼樣有助於腳步輕靈？有時候從明白禁忌為何，避忌之餘，也將讓我們操作得更標準。

雙重則滯．雙重之病

明．王宗岳〈太極拳論〉：「雙重則滯」、「雙重之病」。

禁忌之一就是重心在兩腳，也就是雙腳同時分擔身體重量。正如王宗岳在〈太極拳論〉中所說：「數年純功，不能運化」，許多人練了幾十年都練不成，往往是犯了雙重的毛病。既然知道雙重是禁忌，那正確的做法當然是禁忌的對反——必須要虛實分明。而當步行時全身處於移動狀態，腳步要做到虛實分明當然就更具挑戰性，也因此就有無窮的進步空間。這種行步中截然分明的虛實，不僅是太極拳的核心要求，更是穩定動作、實現輕靈的至要關鍵。

轉變虛實・變轉虛實須留意

明・王宗岳〈十三勢行功心解〉：「轉變虛實」。

明・王宗岳〈十三勢歌〉：「變轉虛實須留意」。

步履虛實分明的動態過程中，需要特別留意些什麼？這涉及到太極拳「陰陽相濟」的概念，虛實分明可以透過陰陽相濟來理解，左腳的腳趾端重心完全落地之際，便是右腳成為虛腳款款前跨之時；而當款款前跨之右腳，腳跟輕輕落地成為實腳，待到腳趾端承周身之重時，左腳又值此刻，離地成為虛腳。虛腳與實腳之間的轉變接濟之道（轉換和承接）非常重要。這可以上溯《莊子・養生主》將全身重心只付於一足的「天之生是使獨也」身體技術。明代藏雲山房主人的註解說：「善介者，善也，陽之義也，陽不離陰，即太極也。」他將「天之生是使獨」，解釋為兩腳一陰一陽相濟。陰陽相濟的概念也可以結合拳經另一句「活似車輪」一起看。

活似車輪

明．王宗岳〈太極拳論〉：「活似車輪」。

明．王宗岳〈十三勢行功心解〉：「動如江河」。

「活似車輪」的譬喻不僅僅適用於「轉變虛實」，也可以用來形容體內之氣運行的狀況。我練習虛實步的時候，發現將兩隻腳用車輪來譬喻，對掌握虛實步的要領將有所幫助。所謂的虛實步就是將太極拳的核心理念用在走路上，與太極拳的腳步恪守完全一樣的原則與重點，具備雷同的鍊功意義與目的。

行走時絕非整隻腳掌同時平平著地，一定是腳跟如貓之步履先輕輕落下，然後重心緩緩前移，當重心轉移到腳板前側的腳球腳趾處後，另一隻腳的腳跟便接著又自然提起。是不是很像雙輪的運轉？這邊起來了，那邊又落下了，腳步就是在最慢的情況下沒有停頓地進行。「最慢」和「不停」這兩個原則是需同時關照的。常常有人想慢，可是卻已經停頓了。常有人想不停，可也就太快了，故需雙照留神才行。所以才強調「動如江河」，江河流動沒有停頓，是綿綿不絕的。拳經也說「一舉動周身俱要輕靈，尤須貫串」（宋・張三丰〈太極拳論〉），過程中絕對不能中斷、停止。

如上就是太極拳動、變的步行中關鍵的重點。「邁步如貓行」、「活似車輪」、「變轉虛實」，可說總括了太極拳的動態、轉變和行走的要領。

這回再寓目一過拳經，挑出學習者修鍊時要注意的重中之重點，發現其實就這樣而已。但還沒功力撰述鍊到高階已經有勁了要怎麼發的部分。

分明虛實鬆柔身

——如何將太極拳化爲步履

詮釋學說，只有在整體之中，才能掌握局部；也唯有從局部，才能識得整體的特質。所以前章〈鬆柔最是太極拳〉讓我們瞭然，這是一套以神、心、意為首要核心的修鍊，「神貫頂」、「刻刻留心在腰間」、「其根在腳」、「邁步如貓行」等，已然為我們鉤勒生活太極化、步履太極化的依稀輪廓。前章既已回溯虛實步所屬整體、前身，本章正式進入「虛實步」的專題，期能在局部中體現整體，將太極拳化為步履，在此踐履太極生活化、生活太極化的過程中，收穫太極拳之效。

接著我們就來談，蘊生於太極拳而可簡單落實於生活的「虛實步」。

一舉動周身俱要輕靈．頭腳朝天空與地心綿綿延伸

鍊「虛實步」時，從頭到尾一定要謹記拳經所囑：「一舉動，周身俱要輕靈」，你不覺得這份叮嚀能幫助我們放下肩膀的僵硬，進而鬆開全身嗎？在練習中，你必須感覺到頭頂是朝著天空方向輕輕拉伸延展，就像棵渴望抵達天空的樹。而腳底，是有股力道抓地，像長了根般，朝地心方向不斷遞進深入殷殷企盼相連。也就是同時感覺到頭頂和腳底相連天地，好像有一條線把你的頭拉向天，腳底的根又不斷試圖探索深入地心。這條線樹立起來了，才可能做到「一舉動，周身俱要輕靈」。這條身體中心線、督脈（或說脊柱）之於周身，一如衣架之於衣、旗竿之於旗。只有當衣架撐起、旗竿豎起，周身的筋絡、肌肉、骨骼等，才能如衣裳與旗般，全然放鬆地垂掛在衣架與旗竿上。

當我們開始前行的時候，切記，不是腳帶動軀幹，而是軀幹前進，自然地帶動腳。且在走虛實步的過程當中，你的腳尖始終是朝前的。

在追求放鬆的過程當中，腰胯要放鬆是較為困難的。虛實步可以比較容易地幫

你完成這項目標。

輕靈當然也體現在步履，當你前進的時候，可以想像自己是一隻貓，不管腳步是擡起抑或落下，都保持像貓咪腳步一樣地輕盈。

虛實步的心情，就同於打太極拳的心情。打太極拳的心情，就等同莊周所傳授，內含於「自事其心」的「神凝」（《莊子．逍遙遊》）、「一志」（《莊子．人間世》）、「心如死灰」（《莊子．齊物論》）、「用心若鏡」（《莊子．應帝王》）、「安之若命」（《莊子．人間世》）、「徇耳目內通」（《莊子．人間世》）等，可供吾人治理自我生命實相的精神內涵。一言以蔽之，保持著散步的心情即可。也可以將注意力放在一個點，讓自己進入完全沒有念頭的心定神凝狀態。

至於眼睛該看哪兒是好？初學時，可以將注意力放在腳往前踩兩三步遠的地方。等到你非常熟悉了，並且路上安全無虞，就可以讓眼神在眼睛張著或者半閉的情況下，關注你的眉心、膻中，或者丹田，當然也可以將注意力放在正視前方的一個點上，讓自己進入完全沒有念頭的心定神凝狀態。

如果你是個手機族、電腦族，或是僵硬一族，大可以先藉由前文可茲緩解頭部僵硬疼痛、眼部壓力痠痛的頭撼暨背撼，來鬆開頭部與眼部周邊筋絡。也可以藉《穴道導引》裡的「拉開天井」、「心肺小圈」、「心肺大圈」、「上接天根」，放鬆你的肩膀，再開始走虛實步，可能會容易很多。

頂頭懸．豎起脊梁．含胸

虛實步和太極拳一樣，自須維持「緣督以為經」。「緣督以為經」是莊子的語言，「頂頭懸」、「豎起脊梁」，是太極拳經的語言。概念通同，太極拳的描繪分說顛頂與脊梁，更細緻些。所謂的「頂頭懸」，想像你的頭頂有一條髮辮，而髮辮就這樣懸掛在樑上、在天花板。什麼叫「豎起脊梁」呢？就是在不刻意用力打直的情況下，僅用最小的力氣輕鬆地維持脊椎的豎立。

拳經還說了「含胸」、「收尾閭」。教授太極拳的老師，絕不會要你挺胸，也不會任你駝背，而會要你「含胸」。所謂含胸就是既不挺胸、也不駝背，只要自然地放鬆肩膀就好。那什麼是「收尾閭」？不翹屁股便是「收尾閭」。所以鍊太極的人，絕不練芭蕾，因為芭蕾要求挺胸、翹屁股，與太極拳的追求背道而馳。

兩腳如走在與髖關節等寬的軌道上

從小我耳濡目染，父親的學生入門學習，第一件事就是「坐好」。而所謂「坐好」，就是要每個人，都讓腳舒適地開展，像箕倨般地坐——這裡只簡單說「坐」的自然，那站立行走的自然呢？人在站立時，**兩腳**最自然的姿態，是同**髖關節等寬**。

因此首先，兩腳平行、與肩同寬，而當我們這麼站立的時候，兩腳便與**髖關節等寬**。你是否注意過model走秀時，雙腳常都落在單一直線上——那興許是另類特殊美感的追求，卻絕非是為了心身安適健康而為。虛實步的左腳或右腳則輪流落地，剛好**走在一條與髖關節等寬**的，彷彿鐵軌的**平行軌道上**。

虛實分明・虛腳如廢忘的肢體之感

那麼，如何輕盈自然地往前走呢？「虛實步」的關鍵，就在於一虛一實的組合——一腳為實腳，承擔身體全部重量；另一腳為虛腳，若已無腳、輕靈、完全不出力、自然而然。

初練習時，先保持身高不變地踏出右腳，當右腳腳跟落地，重心便轉移至右腳，身體的重量全集中在右腳上——同時留意做到左腳彷彿已完全失去作用、左腳不存在、完全廢忘左腳，此刻你可以問自己：髖關節徹底放鬆了嗎？膝蓋徹底放鬆了嗎？——待到右腳的腳趾端重心完全貼地之際，便換左腳踏出去——成為虛腳款款前跨，而當款款前跨之左腳腳跟輕輕落地（成為實腳），待到腳趾端承周身之重時，右腳則離地轉為虛腳，不承擔絲毫身體的重量。如此反覆，重心始終投注於一隻腳上，達到所謂「虛實分明」的行走狀態。

以上敘述虛實步虛腳彷彿丟失、如已廢肢體之感的操作方法，與嬋柔所談「第五條線」的操作概念約略是相通的。有天在練習嬋柔，我的嬋柔老師忽然對我說：

「蔡老師，今天你嬋柔的質地可見功力大進。」聽到這話，我嘴角忍住只微微一笑。因為那天我右腳膝蓋微傷不適，但我不想讓嬋柔老師知道，怕老師會要我停課休息。且我知道只要每個動作都格外注意，做到膝蓋絕不出力，就不會有問題。所以整堂課，我便留神於想像自己已經沒有膝蓋、不出絲毫力氣，以致並無傷痛之感的地步。想不到為了保全膝蓋的不出力，竟被老師大讚我嬋柔功力大進了。這正是莊子所謂「墮肢體」（〈大宗師〉）。請就如此習練「虛實步」，當你右腳踩出去的時候，要完全放鬆左腳，想像已經沒有左腳了；換左腳踩出去的時候，也要想你沒有右腳了。

那什麼時候需要馬上暫停練習？當任何一個地方覺得緊，就停下來，絕對不要受傷。練功不受傷，這是要項，也是我研習手療的原因之一。比方我在虛實步擬突破九千步那天，走到七千步時腳板已覺痠痛不適，我便透過手療讓它不痠不痛，接著繼續走。到八千步時痠痛再度難耐，我就再手療讓它不痠痛而達標。

很多同學問我：「老師，那我第一天走幾步好呢？」這個問題沒有標準答案，每個人以自身的體力為度，如果你走一百步覺得還行，那就走一百步，每天慢慢增加。以上說的是初學。

可是在練習一段日子之後，你嫻熟了這些原則，這時候就可以試試看你到底能走幾步？去達到你體力的極至。比方說你是三百步，那麼從第二天起，你走三百步的九折，也就是二七〇步就好。因為我們追求的是放鬆，而不是受傷。等到二七〇步走了一段日子，因為你的功力越來越進步，所以覺得越來越輕鬆了。這時候就再來一天，走到體力的極至，比方說是四百步，那麼隔天你就走四百步的九折，也就是三六〇步，依此類推，去找到最適合自己走的步數。

你問我多頻繁地練習好呢？那就看你是想練成五百年才出一兩個人這樣的武林高手，還是只是要保健。如果要保健的話，一天挑個一兩餐，餐後走個十五分鐘，應該就頗見效了。

莫要一開始就想著今天要完成上百步、上千步、上萬步，家父常告誡弟子，練功之道，是急不得、也懶不得的。要明白速成是不可能的，躁進是不可取的，不要受傷導致不能持恆習練，是更重要的。

重心下沉．變轉虛實須留意

待初學雙腳虛實分明略為**習慣之後，再讓整個身體的重心下沉**。「虛實步」的重點之一，即是重心下沉，值得注意的是，一旦開始走「虛實步」，重心下沉後就莫再提高了，一路都要保持著，行走過程中重心的高度並不會而且不能隨著左右腳的重心轉移，教身影如波浪般忽高忽低。無論走多久，身高都是不變的，直到結束練習。

那麼，究竟該下沉多少？我一般教學生下沉十公分。我在臺大教課堂上的同學虛實步時，通常要求開始走的時候，學生找個子矮於自身約十公分的同學為基準，讓自己的站姿降低，與矮於自身約十公分的同學同高，也就是重心下降十公分，但需依個人腳況與腳力而定。如果這樣練習膝蓋會痛或是平常沒有運動習慣，就不要一開始就降低那麼多，為自己量身訂做，慢慢來就好。

著布鞋．眞陽之氣入土

練虛實步該穿什麼鞋子，理論上要穿布底鞋或絲底鞋，所長養的真陽之氣才能入土三分。我是讓我的學生們穿布底鞋。但這前提是你下定決心要鍊到至少丹田積累真陽之氣，甚或任督周流真陽之氣的地步。至於一般初學者，在真陽之氣未蓄之時，穿著舒適且習慣的鞋走虛實步，別穿高跟或厚底鞋，導致拐腳受傷也就可以了。

那麼積累真陽之氣到有感，需要多久時間？答案自然因個人心境體況之不同而有別。不過走虛實步真是教人非常容易有成就感的事，姿勢正確、一切到位的話，你可以發現你的腳踝越走越有彈性，你的四肢越來越暖，最明顯的是越來越不怕冷。當天氣轉冷、轉涼或氣候嚴寒，如果一早你走過虛實步，或者早餐後走過，你會非常訝異地發現你不只想脫掉外套、脫掉毛衣，甚至於你穿著夏衫就可以出門了，這些進步是很教人歡喜的。顯見虛實步對於真陽之氣的陶養，大有助益。真陽之氣愈足，自然就愈不怕冷。

而我個人有回小小的經驗，有次在放假大吃大喝後，驀然發現兩週後就要拍片了，我那兩週就比較勤於走虛實步。兩週後，在一樣的飲食情況下，體重雖然完全相同，但居然多了二公斤的肌肉、減少二公斤的脂肪。我想這就是虛實步，在輕靈周身、放鬆腰胯、積累真陽之氣之餘，水到渠成的小收穫了。

想學「虛實步」？
實體課程

卷五

人間如詩

無不散雲紗
恨長天一涯
無情非我伴
邀月住人家

六月的雲

不具形體，沒有聲音，只淡淡重影在無邊自然風物的是誰，我不能告訴你。

我並未伸手。只仰頭看雲飛過。
卻穿着隱形斗篷飛升，觸擁過雲的溫柔。
於是無法飛過，
語默無聲，
照見心頭。

二〇二四年六月二十五日十一時十七分

絕望天堂

害怕失去的那天起，天堂，就越來越遠了。

熟悉與陌生
希望與絕望
地獄與天堂
對，下邊才是天堂

上邊盡是斷傷
童心未泯
才敢讓希望的芽苗
向世界延伸綻放

二〇二四年七月七日八時五十七分

琥珀之夢

總想凍齡青春，總想不醒好夢。殊不知日月之下流動不已的，活潑頁頁如詩。

我對詩的愛
不會因爲你或衆人或
全世界的不愛而消失
就像潮水的湧動
不會因旁人無心佇足

沒想理會月亮而停止
我專用來關注蘊藏
滿滿詩世界的眼睛

醒來即刻點燃
必需張開 張開迎 朝露煙霞 迎 柿霜星月 迎
寄寓並路過 人間天使 靈龜 彎咪 牧童 大雪
與 孩子們的
擁抱與容顏

所以我不能
任鍾情詩眼
因對你的執著而盈淚

而昏昧而閉鎖而闔眼
畢竟無形無色無嗅無
味只自帶光暈飛去來
住在遙遠星球的你呀

我想 七日來復
便是 星外之人
窮盡一生恰剛好
封存在詩歌裏的

無待之約
不約之期

如觀琥珀裏已然

凝結。如夏蟲。
如秋蟬。之。一
夢。

二〇二四年九月十一日十二時十二分

・註：去德國那年我滿街找琥珀，終於找到滿意的，我和雞蛋形的她和寄宿在雞蛋形琥珀裡永遠睡著的小昆蟲，就這麼隔著玻璃門外加玻璃櫥窗對望。沒法帶走她。因為德國商店週日多半公休。而我明天一早的飛機。

超級月亮

——只說，我要去看月亮了。

超級的月亮
超級的潮漲
超級的念想
靈犀通透的彼方
曖曖含光
杯中的月亮

泉底的月亮
相望的月亮
誰同在杯底流泉
人間天上

故鄉的遙想
異鄉的衷腸
榆蔭裏的夢
敬亭山的光

這一晚的超級月亮
竟在極度的靜謐中
偷偷流洩
我所不知道的你的夢中的

一輪
你所不知道的我的詩外的
巨響

二〇二四年九月十七日十四時十四分

秋天來了

沒有沒有人的風景，沒有沒有記憶的季節，世界因此豐美，流年因之綺麗。

早上起來在窗邊遇見
是秋天，來了

住在仙島的邊邊
她的歸期不按表定
得在柿樹枝間找尋
趁著雨落間隙細品

透過風的吹向嗅覺
有否
一種專屬於
蕭瑟的
芬芳
縷縷
縷
縷
屢屢
歸期 難定
所有難定的歸期都是因爲等待吧

地球這江湖
這幾年
一陣風一把火
就把所有人的
歸期
都
打
亂
了
所有的重逢

都成久別
所以
今晨起來
我才如此無語又激動地抱住秋天

二〇二四年九月二十五日九時五十三分

秋聲賦 其一

都來了，你先走，便不知走後，我槃然的寂寞。

開謝未同時
春風去不知
丹心跌宕咏
楓葉燦然痴

二〇二四年十月二十日十時六分

秋聲賦　其二

——荷花落盡，枯荷聽雨。

似錦早抽身
凋零不復親
才將同落雨
當作一心人

二〇二四年十月二十日十時五十三分

重逢

把傘遞給你的時候，才發現正與滂沱大雨中的自己重逢。

如何用一輩子 勘破十輩子情愛
如何用一季 修鍊十年心魂氣血
滂沱大雨中是你 撐傘向我走來
傘是貝葉是偈語 傘是無端天籟
遞給 暴風雨中淚眼迷茫奔逃者
一朵宛如 迦葉的微笑

開展 成一把傘
也護衛 藏在暴風雨中死命奔逃的我

從此
如晦有時
風雨仍在
顧盼能賞

漫天風雨
而今遇淚流滿面死命奔逃的你
向我 像我
走來

二〇二四年十月三十日十二時五十五分

・註：書收癌友H訊息后。

康芮風雨感作

——我在雨中尋覓，原來我就是雨。

落地生生如雨聲
一迴一盪一飄零
了知根土是歸處
趁早將心觸處明

二〇二四年十月三十日十八時三十一分

星星相惜

當你翻開此頁，我的心便已向你開啟。你出聲讀它的時候，我也靜靜輕和著你的聲音。

向湛藍天空看一眼
發現星星正與
我
一起醒著
一起點燃
冬的歡喜與慰藉

你

是否也正一起
在北半球北極
南半球南十字
星

的閃爍裏做個
好醒的永恆的
夢

分明

並世的我們

在天空的穹頂下
一餐一宿
一讀一步
從未分離

緣何
卻說萬里飛行
只想親用眼睛
聽見我的聲音

二〇二四年十一月十日五時四十六分

・註：昨日實體課結束的簽書，一對母女盈滿笑容告知：「蔡老師，我和女兒特地從美國一起飛回來，就為上妳這堂課。」聞之一震。歸來，心湖仍投影這位母親的臉，這位女兒的臉。

日記

你一路背著背包向人間求索，在世界採集。是否給問，什麼是包裹最後可以帶走的東西。

每天
自覺或不自覺
我們都在選擇更重要的東西
然後朝他走去
然後這天翻頁
錯過的 輕忽的 毀諾的

（所有生前死後 生後死前的諾言）
對他的 她的 對衆人的
對自己的
可能當時未知
或當時已知
仍覺悉屬
萬不得以

這樣的日子我們任他翻篇 一頁
萬頁 二萬頁

最後一天
要走的時候
仍然告訴自己

我本來明天就要前往
一直想要前往的 另一個地方
而你耗盡二萬頁前往
攫取的東西也眞還在
你正要告別的 大地
殘破的 完美的房子
（明天就是永遠告別的旅店了）
愛過的 不愛的愛人
（明天卽將註銷的人間關係）
巍峨的 谷底的成就
（那些隨四季凋零的花果）

然後

你去
穿一件二萬頁裏
無暇照顧的靈魂
抱一顆留連萬物
唯一沒給愛的心

二〇二四年十一月十日十二時二十三分

霜月記

描一枚月亮
心誰寫水上
月亮無方
念想無方
不知去向
想思無聲

當我漫步在傳統之流中，把自己投入奔流不息的傳統裏，濤濤便如歌訣，譜在我忠貞的心板上。

月白無影
散了彼方
雲蔽此方

廣陵散曲
太極拳譜
密密針抽
刻刻廝守
川流俱走
月落心頭

二〇二四年十一月十五日二十三時十五分

・註：武林水月。都說境界有三重：見山是山，見山不是山，見山又是山。那麼三見太極拳，孺慕所見何如？行到何處、見何光景，興味盡在其中。不敢以手指月，僅描這枚星霜之月，甲辰霜月肇始。是為誌。

霜月子時望月

專程造訪月亮的機緣未多，但我們真是很好很久的朋友。

無不散雲紗
恨長天一涯
無情非我伴
邀月住人家

二〇二四年十一月十六日〇時四十七分

兩行

我無法調整對您的愛，只能調整一己難表之心。

可雲濃可雲淡
可皓月可無月
可聚短可離長
可不分心於此
可生離可死別
可來可不來

可見可不見
我很想學你
活成兩行那天
在有生之年

二〇二四年十一月十六日六時五十六分

・註：兩行，語出《莊子・齊物論》。

山路進入

我走進山裏的那天，我便消失在山裏了。只生機勃勃成山裏的一棵樹，榮耀成為山的千萬分之一。

我看到你的成就了
芸芸中也有昨天
一閃而過的自己

那小小黃金色宛如倒立的身影
並不曉得愈是奇幻曼妙的舞姿
越容易在秋風掃過的季節離開
但而今我已出走在萬里無雲日

走向綺麗生命的
壯美巍峨無止的
甘心將全部自己
投入並消失在其間的
黛色山脈

這一脈
莫道是微如線的

斯
　文
　　一
　　　脈

二〇二四年十一月十九日九時三十三分

水滴行

熾烈 焚燒 捶打
淬煉 渺小 微弱
如我
在孤絕之域
絕情谷底
奮力 存活
成鋼

我不害怕我消失，怕的是固執的我不消失。還好，她躍身海洋很久了。

沒有

我在伏流的伏流中發現伏流

韜光

便縱身一躍

捨卻水滴 沒入伏流 通向海洋

海若閃爍 如夢 萬點 億萬點 無限億萬點

星

光

二〇二四年十一月十九日十時十二分

萬瓣花

是我的想望引領著我的人生，還是世俗成規一路牽行我的旅程。直到某天，我醒來。

你像數玫瑰花瓣一樣底數著
做這 做那 不做這 不做那 做這 做那 不做
這 不做那 做這 做那 不做這……

傳說
人花有十餘瓣

天花有百餘瓣
普薩花有千餘瓣
（你沒有懷疑 忙碌到沒有時間懷疑）
究竟你手中持的
是什麼花？
只奢望 它 她 祂
速速 速速 光速
把決定撂下

最後一天
花瓣摘完了
彌留時氣息微之又微
眼皮張了 又閉 閉了 又張 再張 不開

沒見著 也不再需
要見著
最後一瓣 摘下的 是哪
只心口浮現 這輕握手中
占了一世
猶豫一世
不決一世
摘折一世
可憐花的花名啊 原來
剝落的
耗損的
以爲無了時的

所以無盡消磨的
是朵
掌死猶
未死 不死的 永恆之花
光裏 不死鳥啣去
萬瓣的
她

二〇二四年十一月二十三日九時二十一分

游於詩

人的遠隔，詩的契近，美的相逢，穿越時空。

一首詩 每一天都可以
讀出 新意
因爲我的心 活著還能
跳動的心 會一天一天
走向你
一首詩 每一天都可以

讀出 心 意

會不會我的心 也曾這樣
跳動著 觸動著
在遙遠的 唐宋
在更契近的 先秦
在莊周的 書案邊 曉夢
窗前 我 何 其
有幸 地 走 過
聽見 你 吟 哦
新 作 的 聲 音

緣 一 首詩 每 一天 都
可以 遇見你 一回 我
偷偷在專門收納與你

相逢的幸運筆記本裡
註記
下回 我們 就約見
看雪 湖心亭

二〇二四年十一月二十七日四時四十五分

海・日・與詩

當你讀我詩的時候，我雀躍歡呼著，
見著從海中躍升的太陽。

比寫出 詩 來更讓我
訝異 歡喜的是
你對我的 詩 的喜歡
在長長的長長的排隊
看不到車尾燈的列隊
朝向AI膜拜朝向金融

膜拜登月膜拜在朝向
錢浪時潮一把衝抓的
浪裏

有你 停車 信步
如攜手 與我
猶護住 海 日
那海岸線上原初之日的 太陽

靜下心來
讀一首詩

二〇二四年十一月二十七日十四時五十四分

武陵人

而今我別在左胸的，倍覺榮耀的徽章，就只剩你一枚了。

他一個人
跟我一樣一個人
你也是

一路擒獲 一路遇逢
一路收藏
屬於自己 擒獲的
遇逢的 收藏的 捧在

胸上的徽章 閃耀
不同的妍色與氣息

你覺得美的是桃紅的香
他覺得美的是水的澹遠透明
我覺得美的是空了的
色 無滋無味 才能
包容萬有兼存萬有

儘管逝水不成 章
儘管空無不成 徽
會不會有一種 徽章
只在 夜風習習 萬籟
俱寂的夜裡 亮而不閃 光而不耀 莫若 以明

可憐桃紅的香 偶有
零落 偶有 失去
身不由己啊
可惜水的澹遠透明 多半
好景不常 殤逝過往
只有空色
暗香泉湧
緣溪行 忘路之遠近
髣髴若有光
便捨船 從口入

二〇二四年十一月二十八日十三時二十六分

富士山

——除非富士山有你。我便前往。

還沒去過富士山
因你不在富士山
莊子仲景未曾往
哲人詩人們亦然
就也未能進入我私人專用
導航圖裡引導航行的座標 去向

那是太遠的遠方 在我
有限的人生裡 且容我
先描繪出 家 的模樣

對 是伊 是伊 是您們啊
以一詩 一句 一磚 一瓦
歷朝 歷代 爲我 這渺小
如我

織就

能落實夢想 於人間的
能安住靈魂的
能鬆柔周身的
能相愛相廝而無傷你我的

那 眞足以承載生命 更且
擁抱 衆多的 我 的生命的
家
的
模樣

二〇二四年十一月三十日十三時十三分

・註：這是我個人專屬的生命導航圖，求勿見怪，懇請見諒。還是深謝河漢給我寄來，實體課後十天，二〇二四年十一月十九日早上，河口湖的富士山景！讓坐在生命駕艙的我，也能一望。

我用步行尋找

——我一路學習，脈搏你的氣息。

我用步行找 你
萬物之靈 要如何
如何能 更體貼
萬物 之靈
你在地心 因爲相遇
太早 因爲認得太晚

我初度 愛上 才學習
感應

我願意 一天
體貼以 一萬次
的心意 計步一萬
來學習體貼 地表
來靠近傾聽 氣息
來呼吸感應 鬆柔

我在找你

而我在地表 而
你卻在 最滾燙
又冰冷難耐的

地心 難能探尋
孰料 我 竟因爲
愛你 而一路一路
收拾 找回 原初
最完整的
自己
仍向你
傾聽

二〇二四年十二月五日十六時二十一分

聆蟻王對話Netero后

當我投身這個世界時，歷史的文明與不文明，已然劃好格格不入的此疆彼界。

獸裏的人性
人裡的獸性
華夏裡的蠻夷
蠻夷裡的華夏
民主裡的專制
極權裡的民主

是誰猶疑了誰的立場
是誰模糊了誰的界線
多少活著的活得值得
幾希憐惜不值得活著
如何無愧怍身爲獸人
愧怍無如何人獸之前
幾人得意睡後的清醒
幾何哭泣醒後的酩酊

二〇二四年十二月八日十七時四十五分

p.s 富樫義博對人類、對人類的去向，對人類與禽獸界線間的模糊，有著多觸動人心的深刻反省啊！

春曉

款款，走向通體純陽。那天，我便能
擁抱堆疊你一身的雪花。

我本就該 在最冷的季節
遇到雪 在結出果實之前
謝掉花 可當初雪飄落時
怎我就忘了細賞
暫留掌心的雪花
還用依依不捨的清淚
替代本該感謝的微笑

喊 逝水別向東流
痛 明月暫蔽雲紗
顧影自憐
蒙昧年華
大好
當下

二〇二四年十二月十四日八時十四分

雨後山青

如童山般生命中，感謝賜予一首詩、
植栽一棵樹的恩人，如你。

詩 像綠樹 株株環抱住
山 我命親像山 黛如碧
更青
詩 是落雨 縷縷洩漏我
心 不哭的容顏 直哭泣
的心

鳥來種一棵樹 你來
成碧萬頃
朱耷畫山雨後 難道
這般心情

二〇二四年十二月十七日十一時二十分

如約不期

是否自然與宇宙有約定
所以昨晚大雨
是否我與你也早有約定
書店裡被拾起

是否當你我都能把心駕馭
仍有淚眼笑意
依然如約 與 對坐 或
我身後的你
你身後的我
如期　不期而遇

你說，你本來不相信輪迴，也不相信神。

是否　忘川水喝過
奈何橋走過
仍有雙認得出的眼神
同頻次的心跳與呼吸
相視 便相識
相識 便相視
無待 偏
照見
在百轉千回的輪迴裡

二〇二四年十二月二十四日八時三十分

・註：我用九年的時間，迎來著書之心，被捧在五十萬人次雙手掌心的機緣——何其感恩文化的賜予，何其感恩您在如此難得珍貴的一生當中，願意停步閱讀相看新傳之靈、璧名之心。

CARE92

鬆柔歌訣

虛實步・頭目搣・詩生活

作者／蔡璧名
圖表提供／蔡璧名
主編／郝建良
編輯／吳幸倫、劉孝聖
協力編輯／謝翠鈺
行銷企劃／鄭家謙
視覺設計／楊啟巽工作室

董事長／趙政岷
出版者／時報文化出版企業股份有限公司
一〇八〇一九台北市和平西路三段二四〇號七樓
發行專線／（〇二）二三〇六六八四二
讀者服務專線／〇八〇〇二三一七〇五
（〇二）二三〇四七一〇三
讀者服務傳真／（〇二）二三〇四六八五八
郵撥／一九三四四七二四時報文化出版公司
信箱／一〇八九九台北華江橋郵局第九九信箱
時報悅讀網／http://www.readingtimes.com.tw
法律顧問／理律法律事務所　陳長文律師、李念祖律師
印刷／勁達印刷有限公司
一版一刷／二〇二五年一月十七日
一版二刷／二〇二五年三月七日
定價／新台幣七二〇元（缺頁或破損的書，請寄回更換）
ISBN 978-626-419-183-8　Printed in Taiwan

時報文化出版公司成立於一九七五年，
一九九九年股票上櫃公開發行，二〇〇八年脫離中時集團非屬旺中，
以「尊重智慧與創意的文化事業」爲信念。

鬆柔歌訣：虛實步.頭目搣.詩生活/蔡璧名作. -- 一版.
-- 臺北市：時報文化出版企業股份有限公司, 2025.01
面； 公分. -- (Care ; 92) ISBN 978-626-419-183-8
(平裝) 1.CST: 中醫 2.CST: 健康法
413　113020448